TRAITEMENT D'URGENCE

DES

MALADIES DES ENFANTS

AVANT L'ARRIVÉE DU MÉDECIN.

NAPOLÉON CHAIX ET Cie.

TRAITEMENT D'URGENCE

DES

MALADIES DES ENFANTS

Avant l'Arrivée du Médecin

(CROUP, CONVULSIONS, ÉTOUFFEMENTS, ETC.)

PAR LE Dr VANIER DU HAVRE,

Rédacteur en chef de la Clinique des Hôpitaux des Enfants; professeur de médecine des Enfants à l'École pratique de Paris, etc., etc.

MÉTHODE FACILE

DESTINÉE AUX MÈRES DE FAMILLE, AUX INSTITUTEURS ET INSTITUTRICES, CURÉS DE CAMPAGNE, RELIGIEUSES DE VILLAGE, DAMES DE CHARITÉ, SAGES-FEMMES, NOURRICES, ETC.

PRIX : 2 FRANCS.

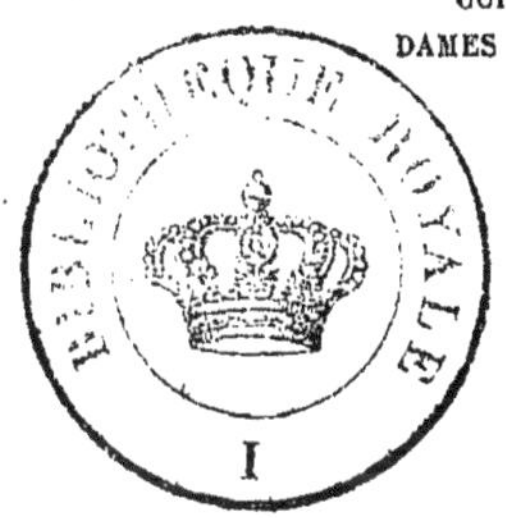

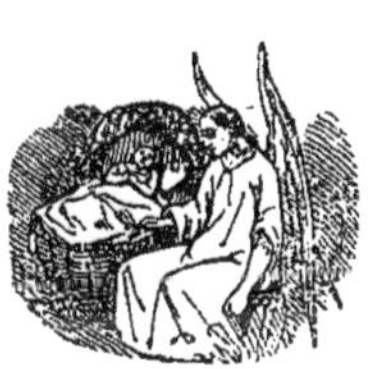

PARIS,

AU BUREAU DE LA CLINIQUE DES HOPITAUX DES ENFANTS,
Rue J.-J. Rousseau, n° 1;

CHEZ NAPOLÉON CHAIX ET Cie, ÉDITEURS,
Rue Neuve-des-Bons-Enfants, 7;

ET CHEZ TOUS LES LIBRAIRES.

1847

PÈRES ET MÈRES DE FAMILLE qui m'avez demandé ce livre,

Puisse-t-il obtenir votre suffrage et celui de toutes les familles, pour l'utilité qu'elles en pourront retirer dans les cas dangereux de maladies subites et rapides des enfants, avant l'arrivée du médecin qui se trouvera ainsi intelligemment secondé.

Veuillez en parcourir d'avance les quatre parties, pour en comprendre et en appliquer, au moment du danger, le facile mécanisme.

1re PARTIE : Signes présentés par l'enfant, page 19, nº d'ordre 1.

2e PARTIE : Maladies que chacun de ces signes peut indiquer, page 26, nº d'ordre 15.

3e PARTIE : Description des maladies par l'ordre alphabétique des dictionnaires, pour reconnaître celle dont les caractères seront semblables aux signes présentés par l'enfant, page 50, nº d'ordre 30.

4e PARTIE : Moyens de traitement, ou agents thérapeutiques indiqués dans la 3e partie, à la description de chaque maladie, au moyen de renvois, page 139, nº d'ordre 67.

Ainsi, votre vœu, qui est celui de toutes les familles, sera, je l'espère, accompli.

VANIER DU HAVRE.

TABLE DES MATIÈRES

CONTENUES DANS CE VOLUME.

PRÉFACE.

Les sciences ont eu leur phase de mystère : aujourd'hui elles aspirent toutes à rendre populaires celles de leurs parties qui peuvent être exposées à tous les esprits.

Dans cette vaste diffusion des connaissances, les unes curieuses, les autres utiles, chacun prend la part qui convient à ses préférences et à ses aptitudes. J'ai choisi la *santé des enfants*, à cause de son importance.

La médecine n'a point hésité à modifier ses formules hiéroglyphiques pour les rendre plus transparentes, à transfigurer ses enseignements dans la presse pour les rendre saisissables à tous.

Mais, dans le sanctuaire de la médecine, il est un petit tabernacle où nul œil profane encore n'a pénétré : c'est la *médecine des enfants*. Est-il une partie de la science qui doive devenir plus populaire ?

Les maladies subites sont fréquentes à cet âge : Par suite de l'évolution des organes, les enfants sont incessamment sous l'imminence d'une maladie qui peut d'un instant à l'autre éclater ; la moindre cause peut en déterminer l'explosion.

La soudaineté, la rapidité de ces maladies qui foudroient l'enfant en quelques heures ; la marche lente, insidieuse, et pour ainsi dire à pas de loup, de certaines autres maladies qui minent sourdement l'organisme, ne faisaient-elles pas une nécessité de répandre partout l'enseignement des moyens propres à bien faire reconnaître et à combattre ces maladies?

L'initiation des parents et des instituteurs à la connaissance de ces choses est un besoin général, dont la pensée est instinctivement dans tous les esprits. Mais, cette idée, comment la mettre en pratique? ce besoin si réel, comment le satisfaire?

La propagation d'une telle science est difficile, et n'est pas vulgarisateur qui veut. Ce n'est pas chose aisée de distinguer dans la science le sacré et le profane, de manière à livrer à la société tout entière, clairement et nettement, le profane dégagé du sacré, c'est-à-dire de l'inaccessible.

Les traités d'hygiène ne répondent pas à cette urgente nécessité. Ils indiquent les moyens d'éviter l'ennemi; ils ne disent pas les moyens de lui faire face quand il fond à l'improviste, et les mesures nécessaires alors pour détourner ses coups.

C'est ce but que j'ai entrepris d'atteindre, me réservant de traiter plus tard des maladies insidieuses et des moyens de reconnaître les piéges du génie du mal, lorsque furtivement il se glisse et insensiblement pénètre dans toutes les parties de l'économie de l'enfant.

Quant à l'hygiène des enfants pour laquelle un livre viendrait en troisième ligne, nous ne saurions mieux faire que de renvoyer les familles aux *conseils* adressés aux mères par notre savant confrère M. le docteur Donné. Ils sont l'exposé des moyens qui contribuèrent à sauver les jours du prince royal, comte de Paris.

M. Raspail a dit : « Faire choix d'un médecin, dans un cas de nécessité, c'est un acte de haute conscience ; apprendre à s'en passer, c'est un acte de haute raison. » Ceci est un paradoxe qui aura force de vérité, si on le modifie en disant que c'est un acte de haute prévoyance d'apprendre à suppléer le médecin dans les cas d'urgence.

Démocrite, Descartes, Bossuet et autres grands hommes ont

émis le vœu que toute personne fût capable de connaître les symptômes des maladies les plus communes, et d'y apporter les premiers remèdes. A l'idée de maladies communes, je substitue celle de *maladies promptement mortelles chez les enfants*.

En limitant ainsi l'étendue du désir, je rends le vœu possible, et j'échappe au reproche que j'adresse moi-même, avec l'honorable docteur Munaret, à ces Thomas Morus de la médecine qui ont imaginé la possibilité de rendre l'enseignement des sciences médicales obligatoire dans l'École polytechnique, dans les séminaires, même dans les écoles d'instruction primaire. Mais je verrais avec joie se réaliser le projet de Napoléon, exprimé dans le *Mémorial de Sainte-Hélène*, de fonder dans chaque séminaire une chaire d'hygiène. J'ajouterais à cet ordre de connaissances les notions nécessaires pour porter utilement secours aux personnes frappées de maladies subites et promptement mortelles.

C'est surtout en vue des *maladies rapides et dangereuses chez les enfants* qu'un tel enseignement serait utile ; et pourtant que de difficultés ne doit-on pas supposer dans la médecine des enfants, lorsqu'on en voit partout l'étude recommandée aux jeunes médecins trop souvent disposés à la négliger ?

« Les maladies des enfants, a dit Hufeland, sont pour la pratique un objet de la plus haute importance, et qui exige une étude spéciale : *car le tiers de tous les malades sont des enfants.* » « Je souligne ces derniers mots, a dit M. Munaret (*Annuaire* 1845), pour les recommander à la réflexion de tant de médecins qui s'en débarrassent en disant aux mères et aux nourrices : Votre lait, je n'ai rien de plus doux à lui prescrire. »

L'indifférence ne viendrait-elle pas de ce que le médecin n'est que rarement bien renseigné sur les maladies des enfants, surtout à leur début ; et n'y a-t-il pas là une raison de plus pour que nous offrions aux mères ce livre où elles apprendront à signaler au médecin les détails qu'il n'a pu observer par lui-même. Il nous sera donc pardonné d'avoir entr'ouvert aux regards des mères le voile d'un mystère dont la nature semblait leur avoir réservé le secret, puisque c'est elles qu'elle a placées les premières auprès de l'enfant malade, pour lui porter les premiers secours.

Quelle forme donnerons-nous à cet opuscule destiné à tomber en toutes mains? un livre peut être tout à la fois savant et agréable, sans sacrifier le fond solide à la forme attrayante. Ici, il ne s'agit pas d'un livre qui se lise pour le plaisir de la lecture, mais bien pour l'indication du remède au moment sérieux et grave du danger. La clarté, la promptitude de la recherche, voilà donc les qualités moins brillantes qu'utiles que j'ai dû préférer.

C'est dans cette vue que j'ai donné aux maladies leurs noms les plus vulgaires, et que, pour éviter les longueurs, j'ai partout remplacé la phrase par deux ou trois mots, souvent par un seul. Par ce moyen, j'ai pu donner sous un *petit volume* un *gros livre.* Je crois pouvoir ajouter que, grâce à la marche que j'ai adoptée, la médecine maternelle se trouvera pourvue d'une méthode particulière et dégagée des difficultés et des tâtonnements qui la rendaient impossible.

Je ne dirai pas qu'on peut se dispenser de lire ce guide avant le moment du besoin, me fondant sur la facilité et la promptitude avec laquelle il permet de trouver l'objet cherché; la maladie étant soudaine, la recherche est inévitablement toujours en retard. Il sera donc bon d'avoir étudié d'avance le facile mécanisme de ce petit traité.

Que de maladies prévenues, que de morts conjurées, si les familles avaient toujours possédé un livre de médecine des enfants tel que celui que nous leur offrons aujourd'hui pour les cas d'urgence!

Et, à l'avenir, quels reproches une mère n'aurait-elle pas à s'adresser dans sa douleur, si au lieu de prendre conseil de ce livre pour protéger son enfant contre les maladies imprévues, il lui arrivait, en dépit de nos avertissements, d'avoir livré son enfant aux conseils empiriques de la foule ignorante, et de l'avoir vu mourir, emporté par une maladie foudroyante, comme une jeune fleur par le vent de la tempête.

Qu'on le sache bien toutefois, ce livre n'est point fait pour mettre les mères en état de soigner, sans médecin, leurs enfants pendant le cours de la maladie, mais seulement de leur porter les premiers secours. Il est certains moyens de traitement, indispensablement nécessaires dès le début des maladies, que le médecin seul peut administrer. Le médecin doit donc toujours intervenir, même en cas d'amélioration, pour prévenir une rechute mortelle. Rappelons-nous ce que disait Hufeland, des médecins qu'il accusait de reculer devant les difficultés des maladies chez les enfants. Comment donc les mères entreprendraient-elles de débrouiller cet écheveau mêlé de la médecine?

Me reprochera-t-on d'avoir dépassé le but et d'avoir enlevé aux prêtres de la médecine le prestige de leur science? Aux médecins qui me tiendraient ce langage, je répondrais que l'on n'est pas médecin par la science qui se peut communiquer au vulgaire; la médecine n'est pas là; elle n'est pas dans les quelques signes que tout œil peut voir; elle ne consiste pas dans la connaissance de quelques remèdes, dans le souvenir de quelques formules. Ce sont là les humbles parties de la médecine. La vraie science du médecin c'est cette puissance d'intuition pénétrante qui fait sortir des faits, insignifiants en apparence, des lumières et des inspirations inattendues. Ce qui constitue la médecine transcendante, c'est la pénétration de l'esprit, par l'observation patiente, dans les retraites cachées du mal; c'est cette seconde vue qui est la résultante de toutes les facultés de l'âme élevées à leur plus haute puissance d'application par d'infatigables études sur les lois de la *physique vivante*, sur les propriétés générales de la matière animée; par les applications des nouvelles découvertes de la *chimie organique*, à l'étude de la composition morbide de nos organes et à l'examen des actions réciproques moléculaires de leurs éléments troublés ; par l'étude des fonctions désordonnées que les organes, viciés eux-mêmes dans leur structure, exercent en continuant de vivre d'une vie anormale ; par la contemplation des lois organiques, appelées forces vitales, qui président aux fonctions ; par l'investigation de ces états divers de l'organisme malade, que la science désigne sous les dénominations vagues de *diathèses*, *d'idiosyncrasies*, c'est-à-dire, en termes moins grecs mais plus simples, ces états individuels de la santé qui constituent le tempérament natif de chacun, ou la constitution produite chez chaque individu par l'influence des causes au milieu desquelles on a vécu ; états divers, qui tous expriment un mal réel, saisissable par un examen complet du malade et par les moyens de traitement qui vont débusquer le mal de l'organe spécial où il a établi son siége, ou l'expulser de l'économie tout entière s'il a tout envahi. Le génie de la science pour le médecin des enfants, c'est la connaissance approfondie et complète de toutes les lois qui président à l'entretien de la vie à cet âge, surtout de la grande loi d'évolution, de croissance, c'est-à-dire, du développement continuel des organes, puis du mécanisme des maladies dans le jeune âge ; c'est l'art de découvrir dans chaque enfant malade le génie du mal qui, pour s'emparer des organes et y empoisonner toutes les sources de la vie, pénètre dans l'organisme par toutes les voies de l'hérédité, de la contagion, tantôt sous une forme, tantôt sous une autre : ici la *psore*, la *sycose*, la *syphilis;* ailleurs, les *scrofules*, les *humeurs froides*, le *rachitisme*. Immense travail de l'esprit, qui établit la synthèse de toutes les parties de la science appliquée à chaque malade par un examen complet, encyclopédique et compréhensif des mille éléments divers dont se composent et l'organisme et la maladie ; examen *dicotomique*, ou arme à deux tranchants, qui réunissant l'analyse et la synthèse, c'est-à-dire, l'étude des détails ou éléments de la science et l'étude des rapports de ces éléments, fait appel dans l'application à toutes les doctrines et les combine en un seul et même système, en une seule et même méthode : système universel dont chaque doctrine est une partie intégrante, comme tout malade est la représentation vivante d'une doctrine partielle; méthode universelle qui met chaque malade en relation avec chaque doctrine, de manière que tout malade rencontre infailliblement la doctrine qui correspond à sa synthèse clinique, et que chaque synthèse clinique devienne ainsi elle-même, pour ainsi dire, la pierre de touche de la doctrine qui lui est applicable.

Le résultat pratique le plus immédiat de la constatation de la doctrine applicable à chaque malade, c'est de mettre le médecin plus promptement sur la voie des moyens les plus efficaces de traitement.

L'esprit qui veut tout approfondir chez le malade, ne s'en tient pas à la science que nous a léguée le passé, il fait appel à ces sciences nouvelles qui se disent pleines de vérités imprévues. Je n'ai pas nommé *l'homœopathie*, que déjà elle est dans l'esprit du lecteur. Ne la condamnez pas, vous qui ne l'avez pas profondément étudiée. « Que l'homœopathie apparaisse vraie ou fausse à vos yeux, tenez pour certain que les études nouvelles qu'elle exigera de vous découvriront à votre esprit un ordre nouveau de faits et d'idées. La microscopie nous a révélé un monde physique inconnu; l'homœopathie est le microscope du monde physiologique : elle découvre à l'esprit un monde nouveau dans l'ordre des phénomènes de la matière animée. Quand une doctrine est logique dans l'évolution de ses principes et de ses conséquences, dût-elle avoir aussi tracé son cercle de Popilius; quand elle se livre tout entière aux incrédules pour qu'ils aient à voir de leurs propres yeux les faits sur lesquels elle s'appuie, je dis que cette science a droit à votre examen et que si, exclusivement liés par toutes sortes d'intérêts à vos méthodes, vous dédaignez les doctrines nouvelles, comprenez du moins qu'il est un monde médical, libre de toute idée systématique, que rien n'oblige à fermer les yeux à la lumière et à ne pas emprunter du moins à la science nouvelle ce qui peut s'ajouter à l'ancienne, dans l'intérêt des malades.

Après des études spéciales sur toutes les doctrines appliquées aux maladies de l'enfance, nous sommes arrivé à cette conviction que nous ne devions rejeter aucune méthode ; que nous devions, au contraire, dans la pratique, savoir résoudre le difficile problème d'appliquer à chaque malade les doctrines et les méthodes opportunes.

Pour arriver à ce résultat, il faut être dirigé, tout à la fois, par un système complet et par une méthode positive. Ce système et cette méthode, nous les avons trouvés dans l'universalité des doctrines coordonnées entre elles et avec les faits cliniques par le *criterium* des *analogies;* loi générale répandue dans toute la science et qui représente comme une sorte de loi de gravitation organique, ayant son point de départ dans l'ordre des faits anatomiques et physiologiques, d'où elle s'étend à l'ordre des faits cliniques et s'élève en se généralisant de plus en plus dans l'ordre des doctrines médicales qui se coordonnent, sous l'action de cette loi fondamentale des *affinités*.

Ce système encyclopédique de médecine pratique, dont je ne puis ici donner que la clef, comprenant dans son universalité toutes les doctrines, ne se compose point, cependant, d'éléments hétérogènes ni de croyances contraires, mais il relie par l'enchaînement de leurs analogies, dans une vaste unité, les éléments les plus divers et les doctrines en apparence les plus opposées; large base dogmatique sur laquelle se meuvent les mobiles et changeantes combinaisons des éléments cliniques. Ces combinaisons kaléidoscopiques, la méthode les reproduira en groupant les éléments deux à deux, trois à trois, de manière à réaliser l'idéal de toutes les combinaisons cliniques, soit connues, soit inconnues dans l'état actuel de la science. Le cercle sera complet, et nous aurons la *dogmatique médicale universelle*. Je la formulerai prochainement dans un ouvrage destiné aux médecins pour les maladies des enfants.

C'est en suivant cette large voie que l'on peut espérer des guérisons nombreuses, ne fût-ce-que parce qu'en agissant ainsi, on ne se contente plus d'examiner superficiellement le malade, mais qu'on se livre à une profonde investigation qui scrute les replis les plus cachés. L'examen profond, c'est l'eau pénétrante qui s'infiltre au pied de l'arbre jusqu'aux racines les plus éloignées; l'examen superficiel, je le compare à quelques gouttes d'eau jetées sur les branches de l'arbre pour le féconder. L'arbre desséché dans ses racines s'épuise, languit et meurt.

A propos des doctrines et des méthodes, un mot sur la médecine camphrée, la bienvenue de la mode capricieuse. En présence de certaines méthodes téméraires dont on peut croire qu'elles n'auraient jamais obtenu crédit si elles ne s'étaient fait jour sous les auspices de l'enseignement officiel, n'est-on pas en droit d'interroger toutes les méthodes nouvelles, de quelque part qu'elles viennent, et de signaler ce qu'elles ont de bon comme ce qu'elles ont de mauvais?

Depuis longtemps je contemplais avec effroi la fréquence des maladies subites chez les enfants et les ravages sans remède que ces maladies exercent dans cette nombreuse et intéressante partie des populations, et je méditais le livre que j'offre aujourd'hui au public, lorsque je fus déterminé à l'entreprendre par l'apparition d'une cause nouvelle. Le *Manuel de Santé* de M. Raspail était dans toutes les mains, et sous l'influence d'une trop grande confiance dans la médication proposée dans ce *Manuel*, le nombre des maladies mortelles chez les enfants allait croissant. Les parents commençaient par soumettre leurs enfants malades à cette médication souvent impuissante; le mal faisait des progrès rapides, il devenait irréparable, et le médecin avait la douleur d'être appelé trop tard. Tel est encore, au moment où j'écris, le triste spectacle dont chaque jour les médecins de Paris sont témoins. Avec ce *Manuel*, qui parque la science dans les plus étroites limites, et que l'on admet dans beaucoup de familles comme une espèce de palladium, on s'endort, comptant sur la foi de ce dictame, et l'on use en un traitement inutile, quand il n'est pas contraire, un temps précieux irréparablement perdu pour le malade. La méthode de M. Raspail, qui certainement est quelquefois utile, est insuffisante et dangereuse, lorsqu'elle est appliquée comme panacée à toutes les maladies et par tout le monde, quelle que soit l'ignorance de celui qui l'applique : insuffisante, parce que le *Manuel de Santé* ne donne pas les moyens de reconnaître les maladies : il est vrai qu'une méthode, pour reconnaître les différentes maladies entre elles, était inutile dans un livre qui propose le même remède à tous maux ; dangereuse, parce qu'il répudie les moyens efficaces de traitement reconnus par l'expérience. Voyez tout ce que raye d'un seul trait la plume de M. Raspail : « Le jargon médical sur la bile, la pituite, le vice du sang et le rôle des nerfs a fait son temps, à travers le ridicule que deux mille ans de désappointement ont déversé à grands flots de railleries et d'argent sur les arcanes du métier. » Nous plaignons M. Raspail, le chimiste et micrographe, de ne s'être pas souvenu que les études chimiques et micrographiques des savants de l'époque, Dumas, Orfila, Donné, Mandl, Bouchardat et autres ont projeté sur les arcanes de l'ancienne médecine le grand jour de la science moderne.

La méthode de M. Raspail est fautive tout à la fois, par le mal qu'elle fait et par le bien qu'elle empêche de faire : par le mal qu'elle fait, témoin le précepte relatif à l'usage des remèdes vermifuges, entre autres de l'aloès, par lesquels on doit, suivant M. Raspail, commencer le traitement de toute maladie, sous prétexte que « dans le cas où la détermination de la nature de la maladie se trouverait en défaut, ce traitement n'en aggraverait en rien les symptômes. » Erreur monstrueuse : supposez une inflammation d'intestin méconnue, et sur cette inflammation portez l'aloès, ce purgatif drastique qui produit avec tant de facilité la dyssenterie et les hémorrhoïdes, marquant ainsi son action sur l'intestin en caractères de sang, lorsqu'on joue avec ce remède en quelque sorte fulminant, vous aurez jeté la torche incendiaire au milieu de l'incendie. Ce fait n'est point une simple supposition; il s'est malheureusement passé sous nos yeux.

La méthode Raspail est encore fautive, avons-nous dit, par le bien qu'elle empêche de faire. Dans aucun cas, suivant cette méthode, il ne faut admettre la saignée, pas même dans les cas de congestions cérébrales foudroyantes, d'apoplexies, etc. Ce précepte, déjà proclamé par l'homœopathie, qui du moins remplace la saignée par l'*aconit* qu'elle appelle sa *lancette*, comme elle croit avoir pour *bistouri* la *silice*, lancette émoussée qu'on opposerait en vain aux traits acérés des maladies foudroyantes; ce précepte, disons-nous, pourrait trouver dans le monde un assentiment préparé par la répugnance avec laquelle on subit, surtout pour les enfants, la nécessité de perdre du sang. Soyons avares de notre sang et surtout du sang de nos enfants; mais quand le sang lui-même, ce principe de la vie, fermente au sein des organes et devient un principe de mort, s'il ne s'échappe pas par une hémorrhagie naturelle et salutaire, hâtons-nous d'ouvrir la soupape de sûreté que la nature elle-même nous a fait connaître; n'attendons pas que la violence du mal fasse explosion et brise notre frêle organisme.

M. Raspail supprime la saignée, soit par les sangsues, soit par la lancette, parce que, dit-il, ce n'est jamais sans danger que l'on greffe une nouvelle maladie sur une autre maladie; parce qu'on soulage en apparence et qu'en réalité on affaiblit; parce que l'on désemplit des vaisseaux sains et qu'on ne désobstrue pas les vaisseaux malades; parce qu'en saignant, on ne purifie pas le sang et qu'on n'en soutire pas le vice.

Et nous, nous conservons dans notre arsenal, dans notre place d'armes contre les maladies, les instruments de la saignée, au moins pour les cas d'urgence dont il s'agit dans ce traité, parce que la saignée ne greffe pas une maladie sur une autre, quand on n'en fait point abus; parce que ce n'est pas seulement en apparence que l'on soulage, lorsque la saignée vient conjurer l'orage d'une congestion cérébrale et suspendre le danger d'une mort imminente, comme cela est arrivé dans le cas suivant, auquel j'ai dû la confiance d'un grand nombre de familles dès la première année de ma pratique. Je souhaite de grand cœur à tous mes jeunes confrères de commencer leur carrière sous une étoile aussi heureuse. Ce fait, que je devais préférablement citer, par reconnaissance, parlera pour tous les cas analogues que nous pourrions opposer au rejet trop absolu de la saignée : Le jeune D...., fils d'un restaurateur de la rue J. J. Rousseau, âgé de 8 ans, habituellement d'une bonne santé, est envoyé par ses parents, pour une commission, dans le quartier. Il revient tardivement chez lui; et, lorsqu'on lui demande le résultat de la commission, il ne sait ce qu'on veut lui dire; puis il finit par déclarer qu'il a tout oublié. De ce moment, il a perdu sa vivacité, il ne joue plus. Le lendemain, il se plaint de faiblesse, de picotements et de fourmillements dans les jambes. A peine il a dîné, qu'il demande à se mettre au lit. Vers minuit, la mère de cet enfant est tout à coup réveillée par les efforts de vomissement que fait le petit malade. Elle trouve son fils couché sur le dos, n'ayant pas la force de soutenir sa tête hors du lit pour vomir. Interrogé par sa mère tout émue, l'enfant essaie de répondre, mais il n'émet que des sons. Pendant le temps que l'on met à venir me chercher en toute hâte, la respiration de l'enfant devient de plus en plus gênée. Je trouve le jeune malade couché sur le dos, immobile; il comprend les questions que je lui adresse, mais il fait d'inutiles efforts pour me répondre, et il porte avec anxiété une attention muette à l'examen que je fais pour éclairer le diagnostic. Les mouvements de la langue sont paralysés, ainsi que les muscles du côté gauche de la figure. Tout le membre inférieur gauche, depuis l'extrémité du pied jusqu'à la partie supérieure de la cuisse, est complétement insensible aux pincements les plus forts. Pendant que j'examine le malade, sa respiration se précipite, le pouls s'accélère, le visage s'anime. Bientôt un rhuncus se fait entendre et gronde dans la poitrine, convulsivement agitée par les mouvements de la respiration, et tout à coup l'enfant vomit un flot de liquide. Les pieds du malade sont mis dans un bain sinapisé ; pendant que les pieds sont dans le bain, tous les accidents que je viens de décrire augmentent encore. Tous les symptômes d'une asphyxie imminente se déclarent. Je fais promptement remettre l'enfant au lit. Les pieds, en sortant du bain chaud et sinapisé, sont froids comme la glace. La connaissance est entièrement perdue. Les yeux sont entr'ouverts et mourants, la face est livide, le pouls n'est plus perceptible. J'écoute les battements du cœur ; ils sont si faibles, si lointains, que je puis à peine les entendre.

En présence de cet enfant ainsi foudroyé, je ne sais pas ce qu'aurait fait M. Raspail armé d'aloès et d'eau sédative ; je crois qu'il eût désespéré. J'ai pour principe de ne désespérer jamais ; j'espère toujours, même contre toute espérance, et j'agis.

La saignée me vint à l'esprit comme une inspiration suggérée d'ailleurs par la connaissance du mal ; le sang, en se retirant, avait vidé les vaisseaux, et ce fut avec beaucoup de peine que je fis saillir la veine du bras pour l'ouvrir. Le sang coula d'abord en bavant, mais bientôt rappelé par son propre mouvement dans ses canaux, il s'échappa en jet continu. A mesure que le sang coule, je vois les mouvements de la poitrine se rétablir ; la chaleur s'élève dans les membres, les paupières se meuvent, les yeux s'ouvrent.

Une heure après ce retour de l'enfant à la vie, la paralysie des membres avait cessé et le malade avait recouvré la parole. Le lendemain, il avait repris ses jeux et ses repas, ne conservant de ce terrible assaut qu'un peu de pâleur et de faiblesse générale. (V. la *Clinique des hôpitaux des enfants*, année 1841, nº 2.)

Ce n'est donc pas en apparence que la saignée soulage quand elle est faite à propos. Ajoutons que la saignée, en même temps qu'elle désemplit les vaisseaux sains, désobstrue les vaisseaux malades ; autrement, elle ne produirait pas les heureux effets que tous les jours en obtiennent, comme nous, chez les enfants, MM. Guersant, Blache, Baron, Berton, Baudelocque ; que d'autre part, s'il est vrai qu'elle ne purifie pas le sang et n'en change pas les qualités, ce n'est pas ce qu'elle se propose ; elle en diminue la quantité et ainsi elle donne au traitement interne plus de prise sur la masse du sang pour le purifier. L'écoulement des eaux stagnantes et corrompues d'un bassin à travers une saignée pratiquée dans le sol, n'est-il pas le premier moyen qu'on emploie pour les renouveler?

Mais enfin, dit M. Raspail, « pourquoi avoir recours à ces moyens violents et sanguinaires? Voulez-vous calmer la fièvre? Par l'eau sédative, le pouls tombe de 180 à 60 pulsations. Or, comme vous ne jugez de la fièvre que par le pouls, que demandez-vous de plus? » Je demande que M. Raspail s'adresse à la première garde-malade qu'il rencontrera et la prie de lui faire une leçon sur la fièvre. Ceux qui auront lu l'histoire que nous venons de rapporter, sauront bien s'il ne s'agit en pareils cas que de calmer la fièvre par l'eau sédative.

Cependant M. Raspail, comme chimiste et micrographe, pouvait-il avoir imaginé une méthode où il n'y eût rien à prendre? Non. Parmi les erreurs nous trouvons des vérités, et nous avons dit que nous saisissons le vrai partout où nous le trouvons, pour constituer notre doctrine pratique. Nous aussi, comme Raspail, nous prenons « ici l'or potable, là le goudron, ailleurs le camphre de la Chine, et ailleurs encore, l'ail de nos jardins. »

Un des mérites de M. Raspail, c'est d'avoir fait remarquer que « l'introduction des corps étrangers miasmatiques, la présence des vers intestinaux et des parasites occupent dans le cadre des causes de nos maladies une place plus étendue qu'on ne le pensait auparavant. » Cette opinion, je la partage, mais non pas jusqu'à admettre les élucubrations de M. Raspail et ses visions sur l'influence des vers dans la formation des fausses membranes du croup.

Dans ce livre populaire, où ne seront point mentionnées les applications de la doctrine homœopathique, déjà si difficiles, même pour les hommes de la science, nous citerons souvent les préparations conseillées par M. Raspail, parce que, bien appliquées et sans préjudice des autres moyens de traitement, elles sont utiles dans un grand nombre de cas, et que déjà le livre de M. Raspail, très-répandu dans le public, les a fait adopter dans les collections de médicaments des familles.

La spécialité de notre pratique et l'habitude de plaider dans la presse les intérêts de l'enfance, nous faisaient un devoir de publier ce livre. Qu'il soit utile à tous, aux enfants du pauvre comme aux enfants du riche. A l'époque de mes premières armes en médecine, j'ai vu affluer à mon dispensaire des enfants malades, les enfants pauvres.

Souvent je pense amèrement aux souffrances de ces nombreux enfants, lorsque la maladie, complice de la misère, vient tout à coup les frapper dans leurs tristes demeures, sur le sein desséché de leurs mères. Mon souvenir n'est que de la reconnaissance pour le trésor d'expérience dont ils ont payé mes peines. Cette expérience, acquise auprès des enfants pauvres, elle profite aux heureux enfants de la fortune. Aujourd'hui donc, que je viens opposer à des doctrines funestes les leçons de l'observation, retrouvant ainsi avec joie l'occasion de faire quelque bien à toutes les classes des enfants malades, aidez mes efforts, heureuses mères qui aurez puisé dans ce livre des conseils utiles à vos enfants, en les donnant à votre tour aux mères des enfants pauvres. Acquittez ainsi, en même temps que par vos dons pour la nouvelle institution des *crèches*, la dette que vous contractez envers les enfants pauvres, lorsque vous demandez à vos médecins les conseils de l'expérience qu'ils ont acquise auprès des pauvres petits malades dans les hôpitaux. Et ainsi s'étendront à toutes les classes de la société les services que pourra rendre ce livre de première nécessité : *Et habent sua fata libelli.* Que ce petit livre ait donc aussi ses destinées ; qu'il aille au sein des familles faire tout le bien que je désire !

EXPLICATIONS.

Par l'ordre alphabétique, on trouvera facilement dans ce livre, disposé en forme de dictionnaire, les maladies dans les cas où elles seront très-apparentes, comme les *convulsions*, ou connues à l'avance sur la déclaration du médecin. On trouvera de même les symptômes pour les cas où un symptôme sera observé isolément, comme : *douleur de tête* ; *agitation la nuit*, etc., au moyen du programme d'examen.

Pour éviter les répétitions et faciliter la recherche, soit des maladies, soit des traitements, j'ai combiné tous les moyens possibles d'indication : l'ordre alphabétique ; les numéros d'ordre à la marge, auxquels je renvoie le lecteur toutes les fois que cela est nécessaire ; et enfin, une table alphabétique des moyens de traitement, des médicaments indiqués dans ce livre.

Mais supposons un enfant pris de malaise ; on soupçonne l'imminence d'une maladie, ou bien déjà une maladie inconnue se déclare. Cet état demande des soins empressés et l'on ne peut les donner qu'en bonne connaissance du mal. Les livres de médecine, écrits pour les gens du monde, supposent toujours le mal connu quand il ne l'est pas. Nous procéderons autrement.

Pour reconnaître à quelle maladie l'enfant est en proie, on examinera celui-ci en commençant par la tête pour descendre ensuite d'organe en organe jusqu'aux pieds.

Aux organes correspondent des signes fournis par les fonctions troublées, comme par exemple : la *respiration difficile*.

Les signes annoncent les maladies, comme la fumée annonce le feu.

Un ensemble de signes correspond à une maladie.

Il faut donc, pour reconnaître une maladie : 1° examiner les organes ; pour cela, on suivra le programme d'examen (1) et on notera les signes observés chez l'enfant ; 2° Au moyen de ces signes, on cherchera dans le tableau des signes mis en regard des maladies (15) celles qui seront indiquées par les signes observés chez l'enfant, et on notera ces maladies ;

3° On lira la description de chacune de ces maladies (30), et l'on reconnaîtra ainsi celle qui aura le plus de rapports avec l'ensemble des signes observés chez l'enfant.

Dans la description d'une même maladie, on trouvera quelquefois deux signes opposés l'un à l'autre ; par exemple, *convulsion* et *paralysie*. Cela ne voudra pas dire que ces signes existent l'un et l'autre en même temps, mais qu'ils peuvent exister l'un ou l'autre, ou bien encore se succéder, c'est-à-dire que tantôt c'est l'un des deux qu'on observe et tantôt l'autre.

Il faudra se rappeler, toutes les fois que l'on croira reconnaître une maladie par un ensemble de symptômes, que quelques-uns des signes ordinaires de cette maladie peuvent manquer, de même qu'elle peut s'accompagner de tel ou tel symptôme qu'elle n'offre pas ordinairement.

Si j'ai divisé quelques maladies en un, deux ou trois modes, au lieu de les présenter en un seul tableau, c'est que j'ai eu en vue, soit la maladie débutant par l'un quelconque de ses degrés, soit l'observateur appelé à voir le malade au moment où déjà la maladie a parcouru d'autres phases.

On trouvera mentionnées dans ce livre un certain nombre de maladies qui ne frappent point les enfants par leur soudaineté, mais qui sont cause, soit par leur existence, soit par leur disparition, de certaines maladies subites. Ces maladies, quoique n'entrant point dans le cadre des cas d'urgence, devraient trouver place dans ce travail, comme causes de maladies à marche rapide.

Le *traitement* de chaque maladie est divisé en *externe* d'abord et *interne* ensuite. Dans les cas douteux, on pourra toujours s'en tenir au traitement *externe*.

On remarquera que, dans notre thérapeutique, nous avons

quelquefois dépassé la limite de ce qui est de la compétence des personnes étrangères à la médecine. C'est que nous avons songé aux pharmaciens qui sont souvent consultés pour les enfants, surtout dans certaines localités. Dans les cas d'urgence, qui n'a pas vu courir chez le pharmacien une mère éperdue, tenant dans ses bras son enfant agité par des convulsions, par une effrayante oppression? A la pensée de cette pauvre mère, qui songeant au remède plutôt qu'à celui qui le conseille, court chez le pharmacien, et croyant trouver en celui-ci un homme de bon conseil, le somme, au nom de la nécessité, de se transformer en médecin, nous devions faire ici la part du pharmacien, dans l'intérêt des familles.

Nous n'avons pas à considérer si les personnes entre les mains desquelles tombe un enfant frappé de maladie subite exercent un droit en le secourant; nous constatons une nécessité et nous faisons en sorte que l'intervention de ces personnes soit aussi utile que possible à l'enfant.

Si j'ai cité un assez grand nombre de médicaments dans chaque classe, c'est que j'ai voulu accorder quelque chose aux préférences que l'on éprouve pour tel médicament plutôt que pour tel autre, et ne pas forcer les antipathies, les répugnances, qu'on aurait pu éprouver pour le seul médicament que j'aurais recommandé.

Ce livre pourra servir quelquefois de guide auprès des grandes personnes malades. Tout ce qui est dit pour les enfants dans la proportion du jeune âge, peut réellement s'appliquer aux adultes, en donnant aux objets décrits de plus grandes proportions.

---

1. — Examen de l'Enfant. — Programme d'examen.

On examinera l'enfant de la tête aux pieds, et l'on notera les signes observés, en se conformant à l'ordre suivant :

NOTA. Dans les cas où le temps manquera, ainsi que l'habitude pour se livrer à cet examen, on se bornera à noter les signes les plus apparents ou même à chercher dans le Dictionnaire la maladie présumée.

2. — Examen de la tête, du cerveau, des nerfs, de l'intelligence.

Douleur de tête.
Étourdissements.
Vertiges.
Plaintes.
Agitation.
Délire.
Sommeil troublé.
Insomnie.
Agitation la nuit.
Sursauts.
Réveil subit la nuit.
Cauchemar.
Frayeurs nocturnes.
Assoupissement, somnolence.
Assoupissement insurmontable (Coma).
Mouvements nerveux.
Convulsions.
Convulsions passagères.
Chute convulsive.
Irritation continuelle.
Contorsions.
Tortillements.
Tremblement.
Tressaillement.
Convulsions nulles.

Immobilité générale.
Immobilité rigide générale.
Immobilité rigide partielle.
Persistance des positions données aux membres.
Tête renversée en arrière.
Faiblesse.
Lassitude.
Abattement.
Langueur.
Défaillance.
Paralysie.
Paralysie partielle.
Immobilité générale.
Efforts pour se mouvoir.
Immobilité partielle.
Insensibilité générale.
Insensibilité partielle.
Mort apparente.
Connaissance perdue.
Connaissance conservée.
Tristesse.
Inquiétude, anxiété.
Mauvaise humeur.

3.— Examen de la face, des paupières, des yeux, des oreilles, du nez, des pommettes, des joues, des lèvres.

Face bouffie.
— érysipélateuse, gonflée.
Éruption à la face.

Face pâle.
— livide.
— rouge, animée.

Face violette.
— jaune (jaunisse).
— douloureuse.
— altérée.
— flétrie.
— grippée.
— étonnée.
— inquiète (anxiété).
— hébétée.
— changeante.
— paralysée d'un côté (bouche portée à droite ou à gauche).
— convulsive.
Ris sardonique.
Ris continuel pendant le sommeil.
Froncement des sourcils.
Contorsions de la face.
Face déviée à droite ou à gauche.
Paupières gonflées, globuleuses.
— closes.
— transparentes.
— entr'ouvertes pendant le sommeil.
— rouges.
Yeux gros.
— gonflés.
— saillants.
— cernés, caves.
— rouges.
— jaunes.
— enflammés.
— humides, larmoyants.
— enflammés, purulents.
— animés.
— brillants.
— ternes.
— hagards.
Yeux fixes.
— agités en divers sens.
— tournés en haut.
Prunelle grande.
— cachée en haut.
Vue troublée.
Glandes grossies au-devant des oreilles.
Éruption derrière les oreilles.
Bourdonnements d'oreilles.
Tintements d'oreilles.
Sifflements d'oreilles.
Nez gonflé.
Rougeur des narines.
— des narines, produite par des humeurs âcres, jaunâtres, sanguinolentes.
Narines couvertes d'une poussière grisâtre.
Embarras du nez.
Rhume de cerveau.
Éternuement.
Nez bouché.
Saignement de nez.
Renvoi des boissons par le nez.
Démangeaison du nez.
Démangeaison du nez et de l'anus.
Pommettes rouges.
Pommettes rouges avec visage pâle.
Joues chaudes.
— froides.
Tache noire sur une joue et dans la bouche.
Lèvres pâles.
— violettes.
— jaunes.
— noires.
— tremblantes.

4. — Examen des mâchoires, de la bouche, des dents, des gencives, de la langue, de la parole, du goût.

Raideur de la mâchoire.
Grincement des dents.
Mal de bouche.
Gencives gonflées.
Gencives rouges.
— noires ou jaunes ou blanches, ainsi que d'autres parties de la bouche.

Gencives saignantes.
Douleurs des gencives au contact d'un corps dur et non du doigt.
Bouche rouge.
Tache noire dans la bouche.
Bouche brûlante.
— sèche.
— douloureuse en tétant ou en buvant.
— béante.
Difficulté de téter.
Impossibilité de téter.
Douleur en tétant.
Interruption en tétant.
Difficulté de boire.
Bave.
Écume à la bouche.
Mâchonnement.
Salive abondante.
Salive abondante, écumeuse, fétide.
Langue épaisse.
— pointue.
— blanche.
— rouge.
— jaune.
— noire.
— chargée d'un enduit épais.
— sèche.
Parole lente.
— mal articulée.
— perdue.
Goût désagréable, acide ou amer.
— perdu.
Odeur aigre de l'haleine.
— fétide de l'haleine.
— infecte éprouvée par le malade.
— gangréneuse de la bouche.

5. — Examen de la gorge, action d'avaler, soif.

Mal de gorge.
Irritation dans la gorge.
Douleur cuisante dans le gosier.
Chaleur brûlante du gosier.
Déglutition ou action d'avaler difficile.
Déglutition continuelle de la salive.
Mouvement continuel du gosier pour avaler.
Fond de la bouche rouge.
Gorge non rouge.
— sèche.
Matières blanches au fond de la bouche.
— luisantes, blanches, jaunes au fond de la bouche.
Soif.
Soif ardente.

6. — Examen du cou.

Cou gonflé.
— érysipélateux.
Taches violettes au cou et à la poitrine.
Battements des artères au cou.
Glandes du cou engorgées rapidement.
Sudamina à la peau du cou (globules semblables à des gouttelettes de sueur.)
Douleur au cou, produite par les mouvements.
Douleur au cou, produite par le toucher.
Raideur du cou.
Douleur du cou inclinant la tête d'un côté.
Douleur dans le larynx.
Enrouement.
Bruit respiratoire dans le larynx
Sifflement dans le larynx.

7.— Examen de la poitrine, des poumons et du cœur; respiration, voix, toux, crachats, circulation, sueur.

Poitrine érysipélateuse et gonflée.
Respiration difficile.
— douloureuse.
— fréquente.
Étranglement.
Suffocation.
Resserrement de la poitrine.
Respiration facile.
— lente.
— courte.
— brusque (sanglots).
— nulle, suspendue.
— bruyante.
Sifflements dans la poitrine.
Râlement dans la poitrine.
Cris aigus.
— petits aigus.
— subits et perçants.
— nuls.
— précipités.
Cri faible.
— voilé.
— étouffé.
— pénible, à finale mourante.
— croupal.
— nasonné.
— rauque.
— étranglé.
— non étranglé.
— grêle.
— éteint.
— composé de deux temps : souffle et son bruyant.
Toux.
— sèche
— rauque.
— avortée.
— saccadée.
— gutturale ou toux de gorge.
Toux gutturale et saccadée, suivie d'un son de voix inspiratoire.
— caverneuse.
— accompagnée d'un son de voix particulier que l'air produit en entrant dans le poumon.
— augmentant la douleur de poitrine.
— vomitive.
— nerveuse.
— par accès.
— convulsive.
— par quintes.
Quintes suffocantes.
Quinte subite et rauque.
Crachats de la couleur de la rouille ou du jus de pruneaux.
Douleur dans la poitrine.
Point de côté.
Douleurs intérieures et générales de poitrine.
Douleur ou point de côté superficiel.
— ou point de côté superficiel, augmentant par les mouvements du bras ou par le toucher.
— superficielle de la poitrine et du ventre.
— dans la poitrine et dans le dos.
Douleur au cœur.
Palpitations (battements de cœur).
Mal de cœur.
Battements du cœur à peine sensibles.
Fièvre (pouls fréquent avec chaleur et soif).
Fièvre violente.
— peu marquée.
— nulle.
Chaleur de la peau.
Froid général.
— de la peau.

Frisson initial (par lequel la maladie se déclare).
Frisson suivi de chaleur.
— alternant avec chaleur.
Frisson suivi de chaleur et de sueur.
Sueur froide.
— aigre, fétide.
Sécheresse de la peau.

8. — Examen du dos et des reins.

Douleur dans le dos et les reins.
Point dorsal ou douleur sur le trajet de l'épine du dos, déterminée par la pression avec le doigt.

9. — Examen de l'estomac, digestion, vomissements.

Estomac gonflé.
— resserré.
Digestion troublée.
— très-active.
— lente.
Sentiment de vive chaleur à l'estomac.
Dégoût.
Appétit nul.
— exagéré.
— exagéré avec amaigrissement.
— bizarre, capricieux.
Renvois.
— aigres.
Acidités.
Vomissement de lait caillé.
Hoquet.
Envies de vomir.
Vomissements.
Absence de vomissements et de selles.
Vomissement et diarrhée.
Vomissement non suivi de selles.
— subit et initial (par lequel la maladie se déclare).
— avec douleur à l'estomac.
Vomissements liquides comme de l'eau.
— glaireux.
— acides, aigres.
— bilieux, verts.
— de sang.
Vers vomis.
Vomissement de matières bouillonnantes sur le carreau.
Sentiment de nourriture indigeste dans l'estomac.
Tiraillements d'estomac.
Douleurs d'estomac.
Sentiment de pesanteur à l'estomac.
Douleur subite à l'estomac.
— d'estomac augmentant par la pression.
— d'estomac diminuant par la pression.
— d'estomac calmée par la nourriture.
— d'estomac déchirante et brûlante.
— d'estomac intolérable.

10.—Examen du ventre, du foie (à droite), de la rate (à gauche).

Douleur de ventre (tranchées, colique).
— subite.
— fixe.
— comparée à une piqûre.
Douleur de ventre comparée à un pincement.
— déchirante du ventre.
— déchirante du ventre alternant avec calme.

Douleur déchirante du ventre continue.
— de ventre au moindre toucher.
— — superficielle.
— — augmentée par la pression.
— — diminuée par la pression.
— — à droite au niveau du foie.
Ventre gonflé.
— à droite au niveau du foie.
Ventre gonflé à gauche au niveau de la rate.
Ventre ballonné.
— dur, non sonore.
— resserré.
Bruits dans le ventre.
Gargouillements dans le ventre.
Vents.
Grosseur un peu au-dessus du nombril.
— au nombril.

11. — Examen du pli de l'aine, du bas-ventre, des selles, des urines, des parties génitales et de l'anus.

Grosseur au-dessus du pli de l'aine ou à son niveau.
Douleur de bas-ventre.
— — à droite, augmentant par la pression.
Bas-ventre tendu, gonflé.
Constipation, selles nulles.
— selles nulles ou dures.
Douleurs en rendant les selles.
Dévoiement.
— après constipation.
Selles très-abondantes.
— fréquentes.
— liquides.
— verdâtres.
— vertes.
— jaunes, noirâtres ou grisâtres.
— fétides.
— floconneuses.
— involontaires.
— sanguinolentes.
— sanguinolentes après constipation.
Vers rendus par les selles.
Dévoiement et vomissements.
Selles nulles et vomissements nuls.
Urines claires.
— rares.
— nulles, supprimées.
— retenues dans la vessie.
Rétention subite des urines.
Urines jaunes colorant le linge en jaune.
Douleurs en urinant.
Urines sortant par jet interrompu ou goutte à goutte.
Urines sortant difficilement.
Efforts violents et douloureux pour uriner.
Urines cuisantes.
Sensation de chaleur en urinant.
Impossibilité de satisfaire le besoin d'uriner.
Incontinence d'urines (Écoulement involontaire des urines).
Démangeaison aux parties génitales.
Tumeur aux parties génitales.
Vive démangeaison à l'anus et aux parties génitales.
Tumeur à l'anus.
Hémorrhoïdes.
Anus resserré.

12.—Examen des membres, des jointures ou articulations.

Membres fatigués; courbature.
Douleur dans les membres.
Crampes dans les membres.
Mouvements nerveux convulsifs des membres.
Grande faiblesse des membres,

Mouvements difficiles des membres.
Engourdissement des membres.
Mains érysipélateuses et gonflées.
Raideur des poignets.
Engourdissement des pieds.
— des doigts.
Contracture des membres ou raccourcissement rigide des nerfs.
— momentanée d'un membre.
Paralysie des membres.
Sensibilité des membres diminuée.
Amaigrissement des membres.
Froid des extrémités.
Mouvements fréquents de la main vers l'organe soupçonné malade.
Douleurs dans les articulations.
Gonflement des articulations.
Rougeur des articulations.
Engourdissement, raideur des articulations.

13. — Examen de la peau.

Pâleur générale.
Coloration rouge foncée de la peau à la naissance, persistant au-delà de huit jours.
Coloration jaune générale.
— jaune générale, subite.
— terreuse
— violette.
— rose.
Taches rouges à la peau.
Teinte rouge écarlate à la peau.
Rougeurs disséminées à la peau.
Taches roses à la peau.
Rougeurs érysipélateuses avec gonflement au cou, à la figure, à la poitrine, aux mains, aux doigts.
— érysipélateuses, cuivrées, au visage, à la bouche, au nombril, aux parties sexuelles, aux reins.
— cuivrées.
— aux plis de la peau.
Globules semblables à des gouttes de sueur au cou, aux plis de l'aine, etc.
Taches rouges globuleuses.
— rouges violacées à la peau disparaissant sous le doigt, et laissant à nu la coloration jaune.
— rouges violacées ne disparaissant pas sous le doigt.
— rouges violacées, rondes à la peau.
Taches violettes, saignantes.
Taches brunes, accompagnées de gonflement.
— sans gonflement.
Taches noirâtres.
Exhalation du sang à travers la peau.
Boutons à la peau.
— ressemblant à des piqûres d'ortie.
— ayant un point noir au centre.
— de couleur cuivrée.
Tumeurs suppurantes de mauvais aspect au dos, aux reins, aux fesses, aux épaules.
Ulcères à fond grisâtre, à bords irréguliers et renversés.
Densité de la peau.
Démangeaison à la peau.

14. — Mode d'invasion de la maladie.

Attaque subite.
Attaque subite la nuit.
Accès périodiques, intermittents.

15. — Tableau des signes mis en regard des maladies qu'ils peuvent annoncer.

Après avoir noté les symptômes observés chez l'enfant, d'après le programme précédent, on cherchera dans le tableau suivant, et l'on notera les maladies dans lesquelles principalement chacun de ces signes peut se trouver.

NOTA Dans les cas où le temps manquera ainsi que l'habitude pour se livrer à une prompte recherche de la maladie, par l'étude suivante, on ne tiendra compte que des signes les plus apparents.

16. — Signes fournis par l'examen de la tête, du cerveau, des nerfs, de l'intelligence.

Douleur de tête. — Indique : Rougeole, Scarlatine, Variole, Varicelle (avant l'éruption). Catarrhe pulmonaire. Courbature. Angine gangréneuse. Épilepsie (2e période). Congestion cérébrale. Fièvre typhoïde. Gastrite. Fièvre cérébrale (1re, 2e, 3e périodes). Catalepsie.

Etourdissements, Vertiges. — Angine gangréneuse. Congestion cérébrale (1re forme). Constipation (2e forme). Épilepsie (2e période).

Plaintes, Gémissements. — Fièvre cérébrale.

Agitation. — Coliques. Rétention du méconium (premières selles du nouveau-né). Constipation des nouveau-nés. Coliques nerveuses. Iléus (invagination de l'intestin). Coliques de miséréré (1er degré). Rétention des urines. Dentition. Piqûre d'épingle ou autre cause analogue. Epilepsie (1re période). Croup. Croup foudroyant. Empoisonnement. Inflammation d'intestin. Fièvre. Endurcissement du tissu cellulaire (1er degré). Inflammation du foie. Roséole.

Délire. — Scarlatine, Variole confluente (avant l'éruption). Coliques nerveuses. Iléus. Coliques de miséréré (2e degré). Angine couenneuse. Fièvre cérébrale (3e période). Empoisonnement. Roséole.

Sommeil troublé habituellement. — Vers.

Insomnie (sommeil interrompu). — Rétention du méconium. Constipation des nouveau-nés. Coliques. Coliques nerveuses. Iléus. Coliques de miséréré (2e degré). Rétention des urines. Épilepsie (1re et 2e périodes). Vers. Obstruction du foie.

Agitation la nuit. — Indigestion. Air concentré de la pièce dans laquelle l'enfant est couché. Vents. Coliques. Constipation. Congestion cérébrale prochaine. Cauchemar. Asthme aigu de Millar. Vers.

Sursauts, Soubresauts. — Spasme de la poitrine et du larynx. Cauchemar. Catarrhe suffocant. Épilepsie (1re période).

Cauchemar, Rêves. — Indigestion causée par le repas du soir trop tardif. Catarrhe suffocant (1er degré).

Frayeurs nocturnes. — Cauchemar. Asthme aigu de Millar. Épilepsie (2e période).

Assoupissement, Somnolence. — Mal de bouche. Coma. Angine gangréneuse. Croup vrai (2e degré). Croup foudroyant. Fièvre cérébrale (2e et 3e périodes). Congestion cérébrale (1re forme). Rougeole. Constipation (2e forme).

Assoupissement insurmontable. — Scarlatine (avant l'éruption). Rétention du méconium. Mal de bouche. Coma subit.

Mouvements nerveux. — Dentition. Épilepsie. Catarrhe suffocant (2e degré).

Convulsions. — Scarlatine, Variole, Varicelle (avant l'éruption). Rétention du méconium. Coliques. Rétention des urines. Dentition. Catarrhe suffocant (2e période). Épilepsie (3e période). Empoisonnement. Indigestion. Congestion cérébrale (3e forme). Inflammation de la moelle épinière. Spasme des conduits de la bile. Roséole.

Convulsions passagères. — Syncope des enfants.

Chute convulsive. — Épilepsie (3e période).

Irritation continuelle. — Dentition.

Contorsions. — Épilepsie (3e période). Gastrite. Coliques nerveuses. Iléus. Coliques de miséréré (2e degré).

Tortillements.— Inflammation d'intestin. Coliques nerveuses. Iléus. Coliques de miséréré (2e degré).

Tremblement. — Frayeur. Colère. Excès de joie. Action de l'opium. Action du café. Action d'une liqueur alcoolique. Onanisme. Convulsions. Épilepsie. Chorée.

Tressaillements. — Douleurs subites de dentition.

Convulsions nulles — Indigestion sans congestion cérébrale.

Immobilité rigide générale. — Tétanos. Catalepsie.

Immobilité rigide partielle. — Tétanos borné à la mâchoire ou Trismus. Catalepsie bornée à une partie du corps.

Persistance des positions données aux membres. — Catalepsie,

Tête renversée en arrière. — Épilepsie. Croup foudroyant.

Contracture des membres. — Fièvre cérébrale (inflammation du cerveau). Apoplexie.

Contracture momentanée d'un membre. — Inflammation de la moelle de l'épine du dos.

Sensibilité des membres diminuée ou exaltée. — Inflammation de la moelle de l'épine du dos.

Faiblesse. — Catarrhe suffocant. Congestion cérébrale (1re forme). Fièvre typhoïde. Inflammation de la moelle de l'épine du dos. Crampes d'estomac. Scarlatine.

Lassitude. — Rougeole, Scarlatine (avant l'éruption). Courbature. Inflammation de poitrine (1re période). Variole.

Abattement. — Scarlatine (avant l'éruption). Coliques nerveuses. Iléus. Coliques de miséréré (1er degré). Vents. Diarrhée. Vomissements et diarrhée simultanés. Mal de bouche. Catarrhe suffocant. Épilepsie (2e période). Croup vrai (1er degré). Fièvre cérébrale (1re et 2e périodes). Congestion cérébrale (3e forme). Indigestion. Choléra. Fièvre typhoïde. Roséole. Miliaire (1er degré).

Langueur. — Syncope des enfants. Mal de bouche. Coma. Courbature. Fièvre cérébrale.

Défaillance. — Crampes d'estomac. Miliaire (1er degré).

Immobilité générale sans rigidité. — Fièvre cérébrale. Vents.

Coma. Paralysie générale. Courbature. Congestion cérébrale par indigestion (3e forme). Indigestion. Inflammation d'intestin. Rhumatisme aigu (2e période).

Immobilité partielle sans rigidité. — Paralysie partielle. Congestion cérébrale (2e degré). Rhumatisme aigu (2e période).

Mort apparente. — Asphyxie du nouveau-né. Apoplexie du nouveau-né. Syncope du nouveau-né.

Connaissance perdue. — Syncope. Convulsions. Éclampsie. Convulsions dites internes.

Connaissance intacte (malgré la gravité de la maladie). — Congestion cérébrale (2e forme). Choléra.

Tristesse. — Épilepsie (1re et 2e périodes). Croup vrai (2e degré). Croup foudroyant. Fièvre cérébrale (1re période).

Inquiétude, Anxiété, Angoisses. — Variole confluente (avant l'éruption). Coliques nerveuses. Iléus. Coliques de miséréré (1er degré). Asthme aigu de Millar. Cauchemar. Catarrhe suffocant (2e degré). Vers. Emphysème pulmonaire. Crampes d'estomac. Miliaire (2e degré).

Mauvaise humeur, Maussaderie. — Dentition.

17. — Signes fournis par l'examen de la face, des paupières, des yeux, de la vue, des oreilles, de l'ouïe, du nez, des pommettes, des joues, des lèvres.

Face bouffie. — Vents. Rhume de cerveau. Coma. Angine couenneuse. Épilepsie. Croup vrai (2e degré). Emphysème pulmonaire.

Face érysipélateuse, gonflée. — Angine gangréneuse. Dentition. Feux de dents.

Face pâle. — Asphyxie du nouveau-né. Vents. Coliques nerveuses. Iléus, coliques de miséréré (1er degré). Syncope. Spasme de la poitrine et du pharynx. Catarrhe suffocant (2e degré). Angine couenneuse. Épilepsie (3e période). Croup vrai (2e degré). Vers. Indigestion. Empoisonnement. Gastrite. Obstruction du foie. Chlorose (appauvrissement du sang) ou pâles couleurs.

Face livide. — Obstruction du foie.

Face rouge, animée. — Variole. Varicelle (avant l'éruption). Diarrhée et vomissements simultanés. Rétention des urines. Dentition. Coma. Épilepsie. Fièvre. Feux de dents.

Face violette. — Apoplexie des nouveau-nés. Rhume de cerveau pendant que l'enfant tète. Asthme aigu de Millar. Coma. Épilepsie (3e période). Croup vrai (2e degré) pendant les quintes. Emphysème pulmonaire.

Face douloureuse, grippée. — Invasion de quelque maladie. Fièvre cérébrale (3e période).

Face altérée. — Inflammation d'intestin. Fièvre typhoïde. Épilepsie (3e période).

Face flétrie. — Faiblesse des nouveau-nés. Mal de bouche. Syphilis. Angine couenneuse. Empoisonnement.

Face étonnée. — Épilepsie (1re période). Fièvre typhoïde.

Face hébétée. — Fièvre typhoïde. Paralysie des deux côtés de la face.

Face changeante, mobile. — Épilepsie (1re forme). Chorée de la face.

Face convulsive. — Convulsions. Fièvre cérébrale (3e période). Syncope des enfants.

Ris sardonique. Convulsions. Dentition. Vents d'estomac.

Ris continuel pendant le sommeil. — Ris sardonique. Convulsions. Dentition. Vents d'estomac.

Sourcil froncé. — Fièvre cérébrale (3e période).

Contorsions de la face. — Épilepsie (3e période).

Face déviée à droite ou à gauche. — Paralysie d'un côté de la face.

Paupières gonflées, globuleuses. — Apoplexie. Rougeole (avant l'éruption). Rhume de cerveau. Dentition. Œdème des paupières. Épilepsie (1re forme).

Paupières transparentes. — Œdème des paupières.

Paupières entr'ouvertes pendant le sommeil. — Vers.

Paupières rouges. — Vomissements et diarrhée simultanés. Dentition.

Yeux tourmentés par un corps étranger. — Corps étranger dans l'œil.

Yeux gros. — Œdème des paupières.

Yeux gonflés. — Coma. Œdème des paupières. Coqueluche.

Yeux saillants. — Apoplexie. Obstruction du nez. Rhume de cerveau. Coma. Œdème des paupières. Empoisonnement.

Yeux cernés, caves. — Vomissements et diarrhée simultanés. Mal de bouche. Vers. Choléra.

Yeux rouges.—Variole, Varicelle (avant l'éruption). Rhume de cerveau. Obstruction du nez. Coma. Coqueluche.

Yeux jaunes. — Jaunisse (2e degré).

Yeux enflammés. — Dentition. Coma.

Yeux humides, larmoyants. — Rougeole (avant l'éruption). Rhume de cerveau. Obstruction du nez. Épilepsie (1re période). Vers.

Yeux enflammés, purulents. — Inflammation des yeux simple ou syphilitique.

Yeux animés. — Dentition.

Yeux brillants. — Fièvre.

Yeux ternes. — Vers.

Yeux hagards. — Épilepsie (1re période).

Yeux fixes.—Convulsions. Convulsions dites internes. Fièvre cérébrale. Catalepsie.

Yeux agités en plusieurs sens. — Convulsions. Convulsions dites internes. Fièvre cérébrale.

Yeux tournés en haut. — Éclampsie. Convulsions. Fièvre cérébrale.

Prunelle grande. — Vers.

Prunelle cachée en haut.—Ris sardonique. Convulsions. Dentition. Vents d'estomac.

Vue troublée. — Syncope des enfants. Épilepsie (2e période).

Oreille bouchée. — Corps étranger dans l'oreille.

Glandes grossies et douloureuses au-devant des oreilles. — Angine gangréneuse.

Éruption derrière les oreilles. — Feux de dents. Dentition.

Bruits d'oreilles, tintements, bourdonnements. — Syncope des enfants. Épilepsie.

Sifflements d'oreilles. — Congestion cérébrale (1re forme).

Nez gonflé. — Rhume de cerveau. Catarrhe pulmonaire.

Rougeurs des narines. — Rhume de cerveau. Catarrhe pulmonaire.

Narines rougies par un écoulement de matières âcres. — Rhume de cerveau. Catarrhe pulmonaire. Catarrhe suffocant. Angine couenneuse.

Narines couvertes d'une poussière grisâtre. — Vers.

Embarras du nez. — Rhume de cerveau. Catarrhe pulmonaire.

Rhume de cerveau. — Dentition. Catarrhe pulmonaire. Croup vrai (1er degré). Rougeole. Scarlatine (avant l'éruption).

Éternuement. — Rhume de cerveau. Catarrhe pulmonaire. Catarrhe suffocant (1er degré).

Nez bouché. — Rhume de cerveau. Esquinancie. Catarrhe pulmonaire. Matières croûteuses dans les narines.

Saignement de nez. — Fièvre typhoïde. Saignement de nez ne se rattachant pas à une maladie.

Boissons rendues par le nez. — Esquinancie.

Démangeaison excitant l'enfant à se frotter le nez. — Vers.

Démangeaison du nez et du fondement. — Vers.

Pommettes rouges. — Inflammation ou fluxion de poitrine (2e période). Feux de dents. Dentition. Pleurésie, ou Hydropisie de poitrine.

Pommettes rouges au milieu d'un visage pâle. — Gastrite.

Joues chaudes. — Dentition.

Tache noire sur la joue et dans la bouche. — Gangrène de la bouche (charbon).

Lèvres pâles. — Faiblesse des nouveau-nés.

Lèvres violettes. — Croup vrai (2e degré).

Lèvres jaunes. — Empoisonnement.

Lèvres noires. — Empoisonnement. Charbon.

Lèvres tremblantes. — Épilepsie (3e période).

18. — Signes fournis par l'examen des mâchoires, de la bouche, des dents, des gencives, de la langue de la parole, du goût.

Raideur de la mâchoire. — Trismus ou tétanos.

Grincement des dents. — Grincement habituel la nuit sans maladie. Épilepsie (3e période). Fièvre cérébrale (3e période).

Mal de bouche. — Syphilis. Dentition. Muguet. Aphthes. Gangrène de bouche.

Gencives gonflées. — Dentition.

Gencives rouges. — Dentition.

Gencives noires ou jaunes ou blanches, ainsi que d'autres parties de la bouche. — Empoisonnement.

Gencives saignantes. — Pourpre hémorrhagique.

Douleur des gencives au contact d'un corps dur et non du doigt. Dentition.

Bouche rouge. — Esquinancie. Mal de bouche. Dentition difficile.

Tache noire dans la bouche. — Gangrène de la bouche (charbon). Empoisonnement.

Bouche brûlante. — Mal de bouche. Dentition difficile. Esquinancie. Angine couenneuse.

Bouche sèche. — Dentition. Empoisonnement.

Bouche douloureuse en tétant ou en buvant. — Esquinancie.

Bouche ouverte, béante. — Rhume de cerveau. Obstruction du nez. Esquinancie.

Difficulté de téter. — Filet ou frein de la langue trop court. Rhume de cerveau. Faiblesse des nouveau-nés. Mal de bouche. Endurcissement du tissu cellulaire (1er degré).

Impossibilité de téter. — Trismus ou tétanos.

Douleur en tétant. — Mal de bouche.

Interruptions en tétant. — Épilepsie (1re période). Mal de bouche.

Difficulté de boire. — Mal de bouche. Esquinancie.

Bave. — Faiblesse des nouveau-nés. Dentition.

Écume à la bouche. — Faiblesse des nouveau-nés. Dentition. Angine couenneuse. Épilepsie (3e période). Vers. Empoisonnement.

Mâchonnement. — Fièvre cérébrale (3e période) convulsions.

Salive abondante. — Vers. Ver solitaire.

Langue épaisse. — Angine couenneuse.

Langue pointue. — Gastrite.

Langue blanche. — Empoisonnement.

Langue rouge. — Gastrite. Empoisonnement.

Langue jaune. — Empoisonnement.

Langue noire. — Empoisonnement.

Langue chargée d'un enduit épais. — Angine couenneuse.

Langue sèche. — Gastrite. Fièvre typhoïde.

Parole lente. — Fièvre typhoïde. Paralysie.

Parole mal articulée. — Syncope des enfants. Catarrhe pulmonaire. Congestion cérébrale (1re forme). Fièvre typhoïde.

Parole perdue. — Congestion cérébrale (2e forme). Vers.

Goût désagréable, acide ou amer. — Empoisonnement.

Goût perdu. — Catarrhe pulmonaire. Rhume de cerveau.

Odeur aigre de l'haleine. — Acidités des liquides de l'estomac. Irritation des intestins.

Odeur fétide de l'haleine. — Angine couenneuse. Gangrène de la bouche. Empoisonnement.

Odeur infecte éprouvée par le malade. — Empoisonnement.

Odeur gangréneuse de la bouche. — Gangrène de la bouche. Angine gangréneuse.

19. — Signes fournis par l'examen de la gorge ; action d'avaler ; soif.

Mal de gorge.— Rougeole, Scarlatine, Variole, Varicelle (avant l'éruption). Croup. Angine couenneuse. Gastrite. Esquinancie. Roséole. Irritation dans la gorge.

Douleur cuisante dans le gosier. — Angine couenneuse. Croup.

Chaleur brûlante du gosier. — Angine couenneuse. Angine gangréneuse. Empoisonnement.

Déglutition ou action d'avaler difficile.— Esquinancie. Chute de la luette. Inflammation du pharynx. Angine couenneuse.

Déglutition continuelle de la salive. — Esquinancie.

Mouvement continuel du gosier pour avaler. — Esquinancie. Chute de la luette.

Fond de la bouche rouge. — Angine gangréneuse.

Gorge non rouge (malgré l'existence de certains symptômes qui s'accompagnent ordinairement de rougeur à la gorge).—Croup.

Gorge sèche. — Gastrite.

Matières blanches au fond de la bouche. — Esquinancie. Inflammation du pharynx.

Matières luisantes, blanches, jaunes, au fond de la bouche.— Angine couenneuse.

Gorge et larynx bouchés. — Corps étranger dans la gorge et le larynx. Chute de la luette.

Soif. — Rougeole (avant l'éruption). Gastrite. Rhumatisme aigu (1re période). Fièvre.

Soif ardente. — Variole confluente (avant l'éruption). Mal de bouche. Dentition. Vers. Empoisonnement.

20. — Signes fournis par l'examen du cou.

Cou gonflé. — Croup vrai (1er degré). Torticolis. Épilepsie (3e période).

Cou érysipélateux.—Angine gangréneuse. Épilepsie. Érysipèle.

Taches violettes au cou et à la poitrine. — Apoplexie. Pourpre hémorrhagique.

Battements des artères au cou. — Fièvre.

Glandes du cou engorgées rapidement. — Dentition difficile. Angine couenneuse. Angine gangréneuse.

Sudamina à la peau du cou (globules semblables à des gouttelettes de sueur). — Fièvre typhoïde. Miliaire (éruption).

Douleur au cou produite par les mouvements. — Torticolis.

Douleur au cou produite par le toucher. — Esquinancie. Croup vrai (1er degré). Torticolis.

Raideur du cou. — Angine couenneuse. Épilepsie. Torticolis. Scarlatine. Tétanos.

Douleur du cou inclinant la tête d'un côté. — Torticolis.

Douleur dans le larynx. — Croup vrai (2e degré).

Enrouement. — Catarrhe pulmonaire. Croup.

Bruit respiratoire dans le larynx. — Croup vrai (2e degré). Épilepsie (3e période).

Sifflement dans le larynx. — Croup vrai (2e degré).

Larynx bouché. — Corps étranger dans le larynx.

21. — Signes fournis par l'examen de la poitrine, des poumons, du cœur ; respiration, voix, toux, crachats, circulation, sueurs.

Poitrine érysipélateuse et gonflée. — Angine gangréneuse. Érysipèle.

Respiration difficile, douloureuse. — Rhume de cerveau. Obstruction du nez. Dentition. Asthme aigu de Millar. Coma. Catarrhe pulmonaire. Coqueluche. Cauchemar. Catarrhe suffocant (2e degré). Esquinancie. Éclampsie. Convulsions. Convulsions dites internes. Croup vrai (2e degré). Croup foudroyant. Péritonite (2e période). Inflammation de poitrine (2e période). Emphysème pulmonaire. Endurcissement du tissu cellulaire (3e période). Croup faux. Miliaire (2e degré).

Respiration fréquente. — Péritonite. Emphysème pulmonaire.

Étranglement. — Corps étranger dans la gorge et le larynx.

Suffocation. — Catarrhe suffocant (2e degré). Croup vrai (2e degré). Corps étranger dans la gorge. Corps étranger dans le larynx.

Respiration facile (malgré la présence de quelques symptômes qui accompagnent ordinairement la respiration difficile). — Inflammation du pharynx.

Respiration lente. — Fièvre cérébrale.

Respiration brusque. — Asthme aigu de Millar. Éclampsie. Convulsions.

Respiration nulle, suspendue. — Asphyxie des nouveau-nés. Asthme aigu de Millar. Catalepsie.

Respiration bruyante. — Épilepsie (3e période). Croup vrai (2e degré).

Sifflements dans la poitrine. — Catarrhe pulmonaire (2e degré). Croup.

Râlement dans la poitrine. — Bronchite. Catarrhe suffocant (2e degré).

Cris aigus. — Rétention d'urine. Dentition. Piqûre d'épingle ou autre cause analogue. Cauchemar. Asthme aigu de Millar. Tétanos. Épilepsie (2e période). Pierre dans la vessie. Empoisonnement.

Cris petits, aigus. — Fièvre cérébrale (3e degré). Mal de bouche.

Cris nuls (malgré la présence de quelques symptômes qui s'accompagnent ordinairement de cris). — Congestion cérébrale par indigestion (3e forme). Indigestion.

Cris précipités. — Douleur subite. Douleur de ventre. Coliques.

Cri voilé. — Catarrhe pulmonaire. Endurcissement du tissu cellulaire. Simple enrouement.

Cri étouffé. — Maladie des conduits de l'air. Endurcissement du tissu cellulaire (1er dégré).

Cri pénible, à finale mourante. — Maladie grave. Syphilis.

Cri croupal. — Croup. Maladie des conduits de l'air. Catarrhe suffocant. Amygdalite.

Voix nasonnée. — Rhume de cerveau. Catarrhe pulmonaire. Esquinancie.

Voix rauque. — Catarrhe pulmonaire. Croup vrai (1er et 2e degrés). Croup foudroyant. Croup faux.

Voix affaiblie. — Empoisonnement.

Voix étouffée, étranglée. — Esquinancie. Croup vrai (2e degré). Croup foudroyant.

Voix étranglée. — Esquinancie. Croup vrai (2e degré). Croup foudroyant.

Voix non étranglée (avec des symptômes qui sont accompagnés ordinairement de la voix étranglée). — Inflammation du pharynx.

Voix grêle. — Épilepsie (2e période).

Voix éteinte. — Croup vrai (2e degré). Croup foudroyant.

Voix composée de deux temps : souffle et son bruyant. — Croup vrai (2e degré). Croup foudroyant.

Toux. — Esquinancie. Rhume. Catarrhe. Coqueluche. Croup vrai (1er et 2e degrés). Inflammation de poitrine (1re période).

Toux sèche. — Rougeole (avant l'éruption). Dentition. Croup vrai (1er degré). Pleurésie. Inflammation de poitrine (2e période).

Toux rauque. — Croup vrai (1er et 2e degrés). Faux croup.

Toux avortée. — Catarrhe suffocant (2e degré). Pleurésie.

Toux saccadée. — Coqueluche. Pleurésie.

Toux gutturale (ou toux de gorge). — Amygdalite. Inflammation du pharynx.

Toux gutturale et saccadée suivie d'un son de voix inspiratoire. — Coqueluche.

Toux caverneuse. — Amygdalite ulcéreuse. Croup foudroyant.

Toux accompagnée d'un son de voix particulier que l'air produit en entrant dans le poumon. — Coqueluche. Croup vrai (2e degré).

Toux augmentant la douleur de poitrine, Point de côté. — Pleurésie.

Toux vomitive. — Coqueluche. Croup vrai (2e degré).

Toux nerveuse. — Dentition. Acidité des liquides. Vers.

Toux par accès. — Coqueluche.

Toux convulsive. — Coqueluche.

Toux par quintes. — Rhume de cerveau. Coqueluche. Croup vrai (2e degré).

Quintes suffocantes. — Coqueluche. Croup vrai (2e degré). Croup foudroyant.

Quinte subite et rauque. — Croup foudroyant.

Crachats de la couleur de la rouille ou de jus de pruneaux. — Inflammation de poitrine (2e période).

Douleur dans la poitrine. — Inflammation de poitrine (1re période). Pleurésie.

Douleurs intérieures et générales de poitrine. — Asthme aigu de Millar. Pleurésie. Catarrhe pulmonaire. Inflammation de poitrine (1re période).

Douleur ou point de côté superficiel. — Inflammation de la moelle de l'épine du dos. Pleurodynie.

Douleur ou point de côté superficiel augmentant par les mouvements du bras ou par le toucher. — Pleurodynie.

Douleur superficielle de la poitrine et du ventre. — Inflammation de la moelle et de l'épine du dos.

Douleur dans la poitrine et dans le dos. — Asthme aigu de Millar. Catarrhe pulmonaire.

Point dorsal douloureux à la pression, au niveau de l'épine du dos. — Inflammation de la moelle de l'épine du dos.

Douleur au cœur. — Crampes d'estomac.

Palpitation (battement de cœur). — Asthme aigu de Millar. Crampes d'estomac. Chlorose (appauvrissement du sang).

Mal de cœur. — Syncope des enfants.

Fièvre peu marquée (avec symptômes graves). — Inflammation de la moelle de l'épine du dos.

Fièvre nulle (avec symptômes graves). — Coliques nerveuses. Iléus. Coliques de miséréré (1er degré). Coqueluche. Convulsions.

Chaleur de la peau.—Empoisonnement (quelquefois). Gastrite. Emphysème pulmonaire. Scarlatine. Jaunisse (2e degré).

Froid général. — Syncope des nouveau-nés. Épilepsie (2e période). Choléra. Inflammation de la moelle épinière.

Froid de la peau. — Empoisonnement. Pourpre hémorrhagique. Endurcissement du tissu cellulaire (1er degré). Épilepsie (3e période).

Frisson initial (par lequel la maladie se déclare).—Fièvre cérébrale, Inflammation de poitrine, Pleurésie, Péritonite, Croup.

Frisson. — Rougeole, Scarlatine, Variole, Varicelle (avant l'éruption). Angine gangréneuse. Fièvre cérébrale (3e période). Empoisonnement. Péritonite (2e période). Pleurésie. Inflammation de poitrine (1re période). Roséole.

Frisson suivi de chaleur. — Fièvre cérébrale (3e période). Pleurésie. Roséole.

Frisson alternant avec chaleur. — Angine gangréneuse.

Frisson suivi de chaleur et sueur. — Fièvre intermittente.

Sueur froide. — Syncope des enfants nouveau-nés. Croup foudroyant. Crampes d'estomac. Angine gangréneuse.

Sueur aigre, fétide. — Miliaire (2e degré).

Sécheresse de la peau. — Scarlatine (avant l'éruption). Fièvre typhoïde. Endurcissement du tissu cellulaire (1er degré).

22. — Signes fournis par l'examen du dos et des reins.

Douleur dans le dos et les reins. — Rougeole, Variole, Varicelle (avant l'éruption). Catarrhe pulmonaire. Courbature.

23. — Signes fournis par l'examen de l'estomac : digestion ; vomissements.

Estomac gonflé. — Indigestion.

Estomac resserré. — Spasmes des conduits de la bile.

Digestion troublée. — Vers. Embarras des organes digestifs. Roséole. Indigestion. Angine couenneuse.

Digestion très-active ou lente sans trouble. — Crampes d'estomac.

Sentiment de vive chaleur à l'estomac. — Empoisonnement.

Dégoût. — Rougeole, Scarlatine (avant l'éruption). Catarrhe pulmonaire.

Appétit nul. — Rougeole. Scarlatine. Vers. Fièvre typhoïde. Gastrite. Obstruction du foie.

Appétit exagéré. — Vers. Ver solitaire. Crampes d'estomac.

Appétit exagéré avec amaigrissement. — Vers. Ver solitaire.

Appétit bizarre, capricieux. — Ver solitaire. Crampes d'estomac.

Renvois. — Vents. Vers. Empoisonnement. Inflammation d'intestin. Gastrite.

Renvois aigres. — Gastrite. Crampes d'estomac. Irritation des intestins. Coliques.

Acidités. — Coliques.

Vomissement de lait caillé. — Acidités de l'estomac.

Hoquet. — Coliques nerveuses. Iléus. Coliques de miséréré (2e degré). Empoisonnement. Spasme de l'estomac ou de l'œsophage.

Envies de vomir. — Rougeole, Scarlatine, Variole confluente (avant l'éruption). Coliques nerveuses. Iléus. Coliques de miséréré (2e degré). Syncope des enfants. Esquinancie. Angine gangréneuse. Vers. Empoisonnement. Inflammation d'intestin. Fièvre typhoïde. Gastrite. Péritonite (2e période). Spasme des conduits de la bile.

Vomissement. — Rougeole. Scarlatine. Variole confluente. Coliques nerveuses. Iléus. Coliques de miséréré (2e degré). Acidités de l'estomac. Mal de bouche. Angine gangréneuse. Congestion cérébrale (2e forme). Choléra. Inflammation d'intestin. Gastrite. Péritonite. Irritation des intestins. Indigestion. Dentition difficile. Éruption rentrée. Asphyxie par vapeur de charbon, chaleur de poêle, air concentré des écoles. Empoisonnement. Fièvre cérébrale. Fièvre typhoïde. Coqueluche. Ramollissement de l'estomac. Hernies. Inflammation de la moelle épinière. Crampes d'estomac. Spasme des conduits de la bile.

Absence de vomissements et de selles. — Indigestion (1re forme).

Vomissements et diarrhée. — Dentition. Choléra.

Vomissement non suivi de selles. — Indigestion.

Vomissement subit et initial (par lequel la maladie se déclare) *sans douleur à l'estomac et sans rougeur de la langue* — Fièvre cérébrale (2e période). Congestion cérébrale.

Vomissements avec douleur à l'estomac.— Indigestion. Variole.

Vomissements liquides comme de l'eau. — Vomissement et diarrhée simultanés.

Vomissements glaireux. — Empoisonnement.

Vomissements acides, aigres. — Irritation des intestins.

Vomissements bilieux, vers. — Vomissements et diarrhée simultanés. Empoisonnement.

Vomissement de sang. — Empoisonnement. Vomissement de sang provenant de l'estomac (hématémèse). Vomissement de sang provenant du poumon par crachement (hémoptisie).

Vomissement de matières bouillonnant sur le carreau. — Empoisonnement.

Sentiment de nourriture indigeste dans l'estomac. — Indigestion.

Tiraillements d'estomac. — Crampes d'estomac.

Douleurs d'estomac. — Gastrite. Vers. Indigestion. Empoisonnement. Crampes d'estomac. Variole.

Sentiment de pesanteur à l'estomac. — Gastrite. Indigestion.

Douleur subite à l'estomac. — Gastrite. Crampes d'estomac.

Douleur d'estomac augmentant par la pression. — Indigestion. Gastrite.

Douleur d'estomac diminuant par la pression. — Crampes d'estomac. Vents déplacés par la compression.

Douleur d'estomac calmée par la nourriture.—Crampes d'estomac.

Douleur d'estomac déchirante et brûlante. — Crampes d'estomac. Empoisonnement.

Douleur d'estomac intolérable. — Gastrite. Crampes d'estomac.

Sensation d'une boule qui remonte de l'estomac à la gorge. — Hystérie.

24. — Signes fournis par l'examen du ventre, du foie, de la rate.

Douleur de ventre (coliques). — Coliques nerveuses. Iléus, Coliques de miséréré. Vents. Inflammation d'intestin. Spasme des conduits de la bile. Péritonite (1re et 2e périodes). Indigestion. Constipation des nouveau-nés. Vers. Ver solitaire. Empoisonnement. Fièvre typhoïde. Crampes d'estomac. Constipation (2e forme). Dentition difficile. Angine couenneuse.

Douleur de ventre fixe. — Inflammation d'intestin.

Douleur de ventre comparée à une piqûre. — Vers.

Douleur de ventre comparée à un pincement. — Ver solitaire.

Douleur déchirante du ventre alternant avec calme.—Coliques nerveuses. Iléus. Coliques de miséréré (2e degré).

Douleur déchirante du ventre continue.— Coliques nerveuses. Iléus. Coliques de miséréré. Empoisonnement.

Douleur de ventre au moindre toucher. — Péritonite (2e période).

Douleur de ventre superficielle. — Inflammation de la moelle de l'épine du dos.

Douleur de ventre augmentée par la pression. — Inflammation d'intestin. Fièvre typhoïde. Vents.

Douleur de ventre diminuée par la pression.—Coliques nerveuses. Iléus. Coliques de miséréré (1er degré). Crampes d'estomac.

Douleur de ventre à droite, au niveau du foie. — Inflammation du foie.

Ventre gonflé. — Inflammation d'intestin.

Ventre gonflé à droite, au niveau du foie. — Inflammation du foie. — Obstruction du foie.

Ventre gonflé à gauche, au niveau de la rate.—Fièvre intermittente (gonflement de la rate).

Ventre ballonné.— Constipation des nouveau-nés. Vents. Vomissements et diarrhée simultanés. Vers. Fièvre typhoïde. Péritonite (2e période).

Ventre dur, non sonore. — Constipation (2e forme).

Ventre resserré. — Inflammation du foie.

Bruits dans le ventre. — Épilepsie.

Gargouillements dans le ventre. — Coliques nerveuses. Iléus. Coliques de miséréré (1er degré). Inflammation d'intestin (2e degré). Fièvre typhoïde. Constipation (1re et 2e formes). Vents.

Vents. Coliques. Crampes d'estomac.

Grosseur un peu au-dessus du nombril. — Hernie ventrale.

Grosseur au nombril. — Hernie ombilicale.

25. — Signes fournis par l'examen du pli de l'aine, du bas-ventre, des selles, des urines.

Grosseur au-dessus du pli de l'aine ou à son niveau. — Hernie inguinale ou crurale. Issue tardive du testicule.

Douleur de bas-ventre. — Rétention d'urine.

Douleur occupant toute la partie inférieure du bassin. — Inflammation de la vessie (cystite).

Douleur de bas-ventre à droite, augmentant par la pression. — Fièvre typhoïde.

Bas-ventre tendu, gonflé. — Rétention d'urine.

Selles nulles ou dures. — Constipation (1re et 2e formes). Coliques. Coliques nerveuses. Iléus. Coliques de miséréré (1er degré). Vers. Inflammation d'intestin. Fièvre typhoïde. Péritonite (1re et 2e périodes). Inflammation de la moelle épinière du dos. Scarlatine.

Douleur en rendant les selles. — Constipation des nouveaunés.

Dévoiement. — Coliques. Mal de bouche. Catarrhe suffocant (1er degré). Angine gangréneuse. Fièvre typhoïde. Roséole.

Dévoiement après constipation. — Vents. Angine couenneuse. Inflammation d'intestin. Fièvre typhoïde.

Selles très-abondantes. — Diarrhée. Vomissement et diarrhée simultanés.

Selles fréquentes. — Diarrhée.

Selles liquides. — Vomissement et diarrhée simultanés. Vers. Diarrhée.

Selles verdâtres. — Vomissement et diarrhée simultanés. Mal de bouche. Spasme des conduits de la bile.

Selles vertes. — Acidités de l'estomac. Débordement de bile.

Selles fétides. — Vomissement et diarrhée simultanés. Angine couenneuse.

Selles floconneuses. — Vomissement et diarrhée simultanés.

Selles involontaires. — Inflammation de la moelle de l'épine du dos.

Selles sanguinolentes. — Empoisonnement. Méléna simple ou perte de sang provenant de l'intestin, sans inflammation.

Selles sanguinolentes après constipation. — Inflammation d'intestin.

Dévoiement et vomissements. — Dentition.

Selles nulles et vomissements nuls (malgré la présence de quelques symptômes qui s'accompagnent ordinairement de ces deux accidents).— Indigestion (1re forme).

Urines claires.— Vers.

Urines rares. — Empoisonnement. Spasme des conduits de la bile.

Urines nulles, supprimées. — Rétention d'urine. Choléra.

Urines retenues dans la vessie.—Pierre retenue dans la vessie. Spasme nerveux de la vessie. Inflammation de la moelle de l'épine du dos.

Rétention subite des urines. — Pierre dans la vessie. Spasme nerveux de la vessie.

Urines jaunes, colorant le linge en jaune.—Jaunisse (2e degré).

Urines sortant par jet interrompu ou goutte à goutte. — Pierre dans la vessie. Spasme nerveux de la vessie.

Urines sortant difficilement. — Empoisonnement.

Efforts violents et douloureux pour uriner. — Empoisonnement. Rétention des urines.

Urines cuisantes. — Empoisonnement.

Sensation de chaleur en urinant. — Empoisonnement.

Impossibilité de satisfaire le besoin d'uriner. — Empoisonnement.

Fréquentes envies d'uriner.—Inflammation de la vessie (cystite).

Incontinence d'urine. — Inflammation de la moelle de l'épine du dos.

26. — Signes fournis par l'examen des parties génitales et de l'anus.

Démangeaison aux parties génitales. — Vers. Ascarides vermiculaires. Prurigo.

Vive démangeaison à l'anus et aux parties génitales.— Vers. Ascarides vermiculaires. Prurigo.

Tumeur à l'anus. — Hémorrhoïdes. Chute du rectum ou fondement.

27.— Signes fournis par l'examen des membres, des jointures ou articulations.

Douleurs dans les membres. — Catarrhe pulmonaire. Épilepsie. Rhumatisme aigu (1re et 2e périodes). Courbature.

Crampes dans les membres. — Épilepsie (2e période). Choléra.

Mouvements convulsifs des membres. — Convulsions.

Grande faiblesse des membres. — Congestion cérébrale.

Mouvements difficiles des membres. — Inflammation de la moelle de l'épine du dos.

Engourdissement des membres. — Rhumatisme aigu. Inflammation de la moelle de l'épine du dos.

Mains érysipélateuses et gonflées. — Angine gangréneuse.

Raideur des poignets. — Éclampsie. Convulsions. Tétanos. Épilepsie.

Engourdissement des pieds. — Inflammation de la moelle de l'épine du dos.

Engourdissement des doigts. — Inflammation de la moelle de l'épine du dos.

Sensibilité des membres diminuée. — Faiblesse. Paralysie.

Amaigrissement des membres. — Ver solitaire. Obstruction du foie.

Froid des extrémités. — Faiblesse des nouveau-nés. Syphilis. Catarrhe suffocant (2e degré). Épilepsie (2e période). Amygdalite.

Mouvements fréquents de la main vers l'organe malade (indiquent le siége du mal).

Douleur dans les articulations. — Rhumatisme aigu (2e période).

Gonflement des articulations. — Rhumatisme aigu.

Rougeur des articulations. — Rhumatisme aigu (2e période).

Engourdissement, raideur des articulations. — Rhumatisme aigu.

28. — Signes fournis par l'examen de la peau.

Pâleur générale. — Coliques nerveuses. Iléus. Coliques de miséréré (1er degré). Diarrhée. Faiblesse des nouveau-nés. Asthme aigu de Millar. Congestion cérébrale par indigestion (3e forme). Pourpre hémorrhagique. Chlorose ou pâles couleurs.

Coloration rouge foncée de la peau à la naissance, persistant au-delà de huit jours. — Invasion imminente de quelque maladie.

Coloration jaune générale au deuxième ou troisième jour de la naissance. — Invasion d'une maladie.

Coloration jaune générale. — Jaunisse (1er et 2e degrés). Rétention du méconium.

Coloration jaune générale subite. — Spasme des conduits de la bile. Peur.

Coloration terreuse. — Fièvre typhoïde.

Coloration violette. — Endurcissement du tissu cellulaire.

Coloration bleue. — Cyanose. Asphyxie.

Coloration rose. — Endurcissement du tissu cellulaire (1re période).

Rougeur à la peau. — Contusion. Taches de naissance. Érysipèle. Rougeole. Roséole. Scarlatine. Variole. Urticaire. Dartres. Engelures. Gerçures aux plis de la peau. Endurcissement du tissu cellulaire. Efflorescence de la peau (strofulus).

Taches roses. — Roséole.

Rougeurs érysipélateuses avec gonflement au cou, à la figure, à la poitrine, aux mains, aux doigts. — Angine gangréneuse.

Rougeurs érysipélateuses cuivrées, au visage, à la bouche, au nombril, aux parties sexuelles, aux reins. — Syphilis.

Rougeurs aux plis de la peau. — Gerçures. Érysipèle. Scarlatine.

Globules semblables à des gouttes de sueur au cou, aux plis de l'aine, etc. — Fièvre typhoïde.

Taches rouges globuleuses. — Miliaire.

Taches rouges violacées à la peau, disparaissant sous le doigt et laissant à nu la coloration jaune. — Endurcissement du tissu cellulaire.

Taches rouges violacées ne disparaissant pas sous le doigt. — Pourpre hémorrhagique.

Taches rouges violacées, rondes. — Pourpre hémorrhagique.

Taches violettes, saignantes. — Pourpre hémorrhagique.

Taches brunes accompagnées de gonflement. — Contusions. Angine gangréneuse.

Taches brunes sans gonflement. — Taches de naissance.

Taches noirâtres. — Contusions. Gangrène. Charbon.

Boutons à la peau. — Boutons éphémères. Variole. Efflorescences ou strophulus. Boutons syphilitiques. Ampoules syphilitiques. Gale. Urticaire.

Boutons ressemblant à des piqûres d'ortie. — Urticaire.

Boutons ayant un point noir au centre. — Variole.

Boutons de couleur cuivrée. — Syphilis.

Tumeurs suppurantes de mauvais aspect, au dos, aux reins, aux fesses, aux épaules. — Syphilis.

Ulcères à fond grisâtre, à bords irréguliers et renversés. — Syphilis.

Densité de la peau. — Endurcissement du tissu cellulaire (2e période).

Démangeaison à la peau. — Roséole (pendant l'éruption). Rougeole. Scarlatine. Urticaire. Miliaire (1er degré). Miliaire (pendant l'éruption).

29.— Signes fournis par le mode d'invasion de la maladie.

Attaque subite. — Coliques nerveuses (1er degré). Épilepsie (3e période). Croup foudroyant. Fièvre cérébrale (2e période). Péritonite (2e période). Rhumatisme articulaire aigu (2e période). Catalepsie.

4

Attaque subite, la nuit.—Asthme aigu de Millar. Cauchemar. Catarrhe suffocant (2e degré). Croup faux.

Accès périodiques. — Asthme aigu de Millar. Coqueluche. Croup.

Accès périodiques précipités, après attaque subite, avec altération de plus en plus profonde des conditions de la vie à chaque accès. — Fièvre intermittente pernicieuse.

30. — TABLEAU des Maladies, leurs Signes, leur Traitement.

Après avoir noté d'abord les signes observés chez l'enfant et ensuite noté les maladies indiquées par ces signes, on lira, dans le tableau suivant, la description de chacune de ces maladies, pour reconnaître la maladie ou les maladies qui ont le plus de conformité par leurs signes avec les symptômes observés chez l'enfant.

A

31. — **Acide prussique**. V. Empoisonnement (263).

32. — **Acidités** et aigreur des liquides de l'estomac chez les enfants à la mamelle.

33. — *Signes :* Odeur aigre de l'haleine, Troubles de la digestion, Vomissement de lait caillé, Selles vertes.

34. — *Traitement :* Magnésie décarbonatée (843). Si le lait de la nourrice est trop riche, on en diminuera la quantité donnée à l'enfant. Le médecin aura à constater l'état des intestins, chez l'enfant, et à prévenir l'inflammation si elle menace de se déclarer.

35..— **Aconit.** V. Empoisonnement (272).

36. — **Agitation sans convulsions.** L'enfant s'agite en même temps qu'il pousse des cris; il se tortille. Songez à l'existence de coliques ou à quelque mauvaise disposition dans les vêtements, à une piqure d'épingle. V. Cris (200).

37.—Agitation la nuit. L'enfant ne peut dormir, ou pendant son sommeil il s'agite. Cherchez la cause de cette agitation dans les qualités ou la quantité de la nourriture; dans l'air que l'enfant respire; dans l'existence de quelque maladie : Vents, Coliques, Constipation, Congestion cérébrale menaçante. Dans cette dernière supposition surtout, appelez le médecin.

38. — Aigreurs chez les enfants. V. Acidités.

39. — Ammoniaque. V. Empoisonnement (263 *bis*).

40. — Ampoules syphilitiques. Ces élevures ressemblent aux ampoules produites par les brûlures; elles s'élèvent au-dessus du niveau de la peau, et se montrent surtout aux épaules, à la poitrine, aux fesses, aux membres. Ne pas confondre ces ampoules avec celles des brûlures. Cet état de maladie héréditaire si grave nécessitera les soins les plus empressés du médecin.

41. — Amygdales. V. Amygdalite.

42.—Amygdalite. Esquinancie, Angine gutturale (Inflammation des amygdales au début).

43. — *Signes :* Retour des boissons par les narines, Bouche béante, Déglution difficile, Mouvement continuel pour avaler, Rougeur au fond de la bouche, Matières blanches au fond de la bouche, Voix nasonnée, Toux, Envies de vomir.

44. — *Traitement.* V. Angine du pharynx (48), Angine couenneuse (51), Angine gangréneuse (54).

45. — Angine gutturale. V. Amygdalite.

46. — Angine du pharynx (Inflammation de la gorge).

47. — *Signes :* Déglutition difficile, surtout de la nourriture solide, Matières blanches au fond de la bouche, Respiration facile, Voix peu altérée, Toux gutturale ou de gorge.

48. — *Traitement :* Si l'angine est l'effet de l'action de vapeurs acides sur la gorge, on gargarisera avec une eau légèrement alcalisée avec un peu d'eau sédative (688). S'il s'agit, au contraire, de vapeurs alcalines, ammoniacales, on gargarisera avec de l'eau légèrement aiguisée de vinaigre. Contre l'effet des poussières irritantes : gargarisme fait avec eau fortement salée avec du sel de cuisine (Raspail).

Si la scarlatine existe, il faut la traiter. V. Rougeole, traitement (572). Tenir la tête du malade élevée ; Bains de pieds sinapisés, V. Dérivatifs (777-778). Demi-sinapismes aux pieds (781-782), lavements purgatifs, pourvu qu'il n'y ait pas scarlatine (828); sangsues sur les parties latérales du cou (856), looch blanc (654-825), décoction d'orge (763), infusion de violette ou de mauve, chaude ou froide, édulcorée avec du miel (762); bouillon de veau (770), quelques grains de calomélas (845). Appelez promptement le médecin, car l'inflammation de cet organe offre de grands dangers.

49. — Angine couenneuse (Inflammation de la gorge avec production de matières blanches en forme de peaux).

50. — *Signes* : Face bouffie, Face pâle, Face altérée, Salive abondante, écumeuse, fétide; Langue épaisse, Langue chargée d'un enduit épais, Douleur cuisante dans le gosier, Chaleur brûlante au gosier, Matières blanches au fond de la bouche; Matières luisantes, blanches, jaunes au fond de la bouche; Glandes du cou engorgées, Digestion troublée, Dévoiement après constipation, Selles fétides; autres symptômes encore des affections des viscères du ventre.

51. — *Traitement* : Si l'on observe quelques signes d'affection du côté du ventre : Coliques, Gastrite, on en fera le traitement. Si l'on observe quelques signes de Croup ou de Fluxion de poitrine, on doit les combattre; on fera un petit pinceau de charpie (651), que l'on chargera de miel rosat (713) pour le porter sur les parties blanches au fond de la bouche. On aura un second pinceau pour y porter du jus de citron, une ou deux fois, en attendant l'arrivée du médecin. Boisson mucilagineuse (762-763), petit lait (834). Si l'enfant souffre beaucoup de la gorge, on appliquera quelques sangsues de chaque côté du cou (856) ; s'il existe des vomissements, on appliquera les sangsues sur le creux de l'estomac, surtout si l'on soupçonne une inflammation de cet organe. V. Gastrite. Bains simples tièdes (750). Entretenir une grande chaleur aux pieds (776) ; demi-sinapismes (781-782), frictions sur le cou avec l'onguent napolitain (798), toutes les demi-heures 2 centigr. de calomel (845) ; gargarisme détersif, si l'enfant est assez grand (718). L'importance de ce traitement indique assez la nécessité de recourir promptement à l'expérience du médecin.

52. — **Angine gangréneuse** (inflammation gangréneuse de la gorge).

53. — *Signes :* Douleur de tête, Vertiges, Délire, Assoupissement, Engorgement des glandes au-devant des oreilles (parotides), Odeur gangréneuse de la bouche, Chaleur brûlante au gosier, Rougeur au fond de la bouche, Matières blanches au fond de la bouche, Cou gonflé, Raideur du cou, Frisson alternant avec chaleur, Sueurs aigres, fétides ; Envies de vomir, Vomissements, Devoiement, Mains gonflées.

54. — *Traitement.* V. Angine couenneuse. Collutoire stimulant, tonique et antiputride (868). Si l'enfant est faible, abattu et dans un certain état d'anéantissement, recourir aux toniques (880).

55. — **Anus.** V. Chute du rectum.

56. — **Aphthes bénins.**

57. — *Signes :* Difficulté de téter, Mal de bouche, Dévoiement.

58. — *Traitement.* V. Mal de bouche.

59. — **Aphthes malins.**

60. — *Signes :* Assoupissement, Faiblesse, Langueur, Face altérée, Yeux ternes, Mal de bouche, Bouche brûlante, Difficulté de téter, Selles verdâtres.

61. — *Traitement.* V. Mal de bouche.

62. — **Apoplexie cérébrale.**

63. — *Signes :* Cette maladie est rare chez les enfants, et quand elle existe, elle affecte les symptômes de la congestion cérébrale. Ce qui distingue l'apoplexie de la congestion, c'est

surtout la contracture qui existe plutôt dans l'apoplexie, et la paralysie qui existe plutôt dans la congestion. V. Congestion cérébrale et Contracture.

64. — *Traitement* : Eau sédative sur la tête et sur plusieurs parties du corps (688). L'urgence d'agir en attendant le médecin est un motif d'appeler promptement celui-ci, car la partie du traitement indiquée ici pourrait ne pas suffire.

65. — Apoplexie des nouveau-nés au moment de la naissance.

66.—*Signes* : Mort apparente, Face bouffie, violette, Paupières gonflées, Yeux saillants, Taches violettes au cou et à la poitrine.

67. — *Traitement* : Coupez promptement le cordon de l'enfant avec des ciseaux (cette petite opération est toujours sans danger) et laissez couler deux ou trois cuillerées de sang, tournez ensuite un fil serré autour du cordon. Si le sang n'a pas coulé assez, appliquez deux sangsues derrière chaque oreille. Lavement purgatif (828) et cataplasmes chauds aux jambes (780).

68. — **Arsenic.** V. Empoisonnement (265).

69. — **Asphyxie des nouveau-nés** au moment de la naissance.

70. — *Signes* : Mort apparente, Pâleur de la face, Respiration nulle, Coloration bleue de la peau, ou cyanose.

71.— *Traitement* : Ouvrez les fenêtres; si les membres sont flasques et pâles et la respiration nulle, liez immédiatement le cordon ombilical; si, au contraire, la figure et la peau du corps sont violettes, faites saigner le cordon. Hâtez-vous de mettre l'enfant dans un bain tiède, aiguisé avec du vin ou de l'eau-de-vie. Si la bouche et les narines sont obstruées par des glaires abondantes, attirez-les du nez et de la bouche avec le doigt ou avec les barbes d'une plume trempée dans de l'eau salée, pour dissoudre ces phlegmes. Frottez la poitrine avec la main trempée dans de l'eau-de-vie. Frictionnez l'épine du dos avec une brosse douce; frottez de même la plante des pieds, la paume des mains. Soufflez avec votre bouche dans celle de l'enfant, et placez de temps en temps du vinaigre sous les narines sans toucher le nez.

72. — Asphyxie par Inflammation de la moelle de l'épine du dos.

73. — Asphyxie par l'air concentré de la chambre à coucher ou d'un lieu de nombreuse réunion, par la vapeur de charbon, par la chaleur d'un poële. Dans tous ces cas, on doit donner beaucoup d'air au malade; lui faire boire de l'eau vinaigrée; faire des lotions et aspersions avec le même liquide sur la figure et sur le corps. Frictions sèches avec des linges chauffés. Insuffler de l'air dans les poumons, en soufflant avec la bouche dans celle de l'enfant. Lotions sur la tête avec l'eau sédative (688).

74. — Asphyxie par submersion. Transportez sans secousse l'asphyxié dans un lieu chaud, mais aéré; remplacez les vêtements mouillés par une couverture de laine chauffée; couchez le malade, la tête élevée; frictions sur le corps avec de la flanelle sèche et chaude et imprégnée d'eau de Cologne; placez aux pieds une brique chaude ou une bouteille d'eau chaude; insuffler de l'air dans les poumons en soufflant avec la bouche dans celle de l'enfant. Lavements purgatifs (828-829-830); titiller la luette, au fond de la bouche, avec les barbes d'une plume. Placer un flacon d'éther ou faire passer un flacon d'alcali volatil sous les ouvertures du nez. Faire avaler quelques cuillerées de vin chaud sucré. Potion éthérée (695), saignée du bras (857). Dans la prévision, surtout, de la nécessité de faire la saignée, on appellera le médecin.

75. — Assoupissement. V. Coma.

76. — Asthme aigu de Millar.

77. — *Signes:* Réveil subit la nuit, Pâleur de la face ou Face rouge, Respiration difficile, Suffocation imminente, Resserrement de la poitrine, Respiration brusque, Respiration nulle, suspendue, Douleur intérieure et générale de poitrine, Palpitations, Battements de cœur, Douleur dans le dos et les reins, Accès périodiques.

78. — *Traitement*. Cette maladie, très-rare en France, ne dure ordinairement que quelques heures, et elle donne presque toujours lieu à la mort, qui est encore plus soudaine que dans le croup et le catarrhe suffocant.

En attendant le médecin que l'on appellera sans retard. Vésicatoires aux jambes (788-789), bains chauds de pieds et de mains, frictions sur le cou avec onguent napolitain (798), éponge imbibée d'eau très-chaude au-devant du cou, frictions à la partie interne des bras avec l'acide sulfurique étendu d'eau, frictions au creux de l'estomac avec la pommade stibiée (791), camphre (696-697). Toutes les demi-heures on donnera 2 centigrammes de calomélas. Des médecins regardent ce médicament comme spécifique (845). Lotion sur la poitrine et autour du cou avec l'eau sédative (688), aloès (852), gargarismes à l'eau salée.

B

79. — **Blanchet**. Nom donné dans les campagnes au Muguet.

80. — **Belladone**. V. Empoisonnement (272).

81. — **Bile**. V. Débordement de bile, Gastrite, Coliques.

82. — **Bleue**. V. Maladie bleue des enfants. V. Asphyxie.

83. — **Bourses gonflées**. La nourrice doit avoir bien soin de relever les bourses de l'enfant de manière qu'elles ne puissent pas être comprimées entre les cuisses, ce qui aggraverait le mal. Le médecin doit être promptement consulté, pour reconnaître la maladie.

84. — **Boutons syphilitiques**.

85. — *Signes* : Ces boutons ont une couleur cuivrée.

86. — *Traitement* : On peut attendre le médecin. V. Rougeurs syphilitiques. V. Syphilis.

87. — **Brûlures**. Que la brûlure soit légère et superficielle ou étendue et un peu profonde, le meilleur remède est d'envelopper le plus tôt possible la partie brûlée dans de la ouate de coton, sans autre précaution, ce que l'on continue jusqu'à la cicatrisation. Mais si la brûlure est très-profonde, et surtout si des vêtements recouvrent la partie brûlée, il faut, après avoir enlevé ces vêtements très-doucement, pour ne pas déchirer les chairs, plonger la partie brûlée dans de l'eau froide pure ; si cependant la brûlure a été produite par un alcali, on lavera la plaie avec de l'eau vinaigrée, et au contraire avec de l'eau alcalisée (eau sédative 688), si la brûlure a été produite par un acide ; puis faire des frictions douces avec le liniment oléo-calcaire (708); appliquer ensuite des linges percés de trous rapprochés et imbibés d'huile, puis recouvrir le tout avec du coton. Le médecin sera appelé auprès du jeune malade pour aviser aux accidents généraux que la brûlure peut déterminer.

C

88. — **Cantharides.** V. Empoisonnement (274).

89. — **Catalepsie.**

90. — *Signes :* Douleur de tête, Immobilité rigide générale, Persistance des positions données aux membres, Respiration nulle, Attaque subite.

91. — *Traitement :* Bains de pieds simples et irritants (777-778), sinapismes (783); flageller les membres avec des orties; ligature des membres (787). Compresses imbibées d'eau froide sur la tête, purgatifs (827), insuffler de l'air dans les poumons en appliquant la bouche sur celle de l'enfant. Si l'enfant est très-fort, on appliquera quelques sangsues (856). S'il a des vers, on donnera du calomel (845). Le médecin avisera à prévenir de nouveaux accès.

92. — **Catarrhe pulmonaire simple.**

93. — *Signes :* Douleur de tête, Face rouge, Rougeur des narines et des lèvres, produite par des humeurs acres, jaunâtres, sanguinolentes; Embarras du nez, Rhume de cerveau, Éternuement, Pommettes rouges, Goût perdu, Respiration difficile,

Voix enrouée, Toux, Toux augmentant la douleur de poitrine (au point de faire pleurer l'enfant et d'empêcher le sommeil); Douleur dans la poitrine, Sentiment d'ardeur, Frisson, Douleur dans le dos et les reins, Appétit nul, Membres fatigués, Courbature, Douleur dans les membres.

94. — *Traitement :* S'il s'est formé une fausse membrane dans le conduit de l'air, et s'il y a suffocation, c'est le catarrhe pulmonaire croupal. Il faut le combattre et se hâter d'appeler le médecin. Si les accidents observés chez l'enfant ont lieu pendant le travail de la dentition, il faut chercher à favoriser l'éruption des dents. V. Dentition. Si l'inflammation paraît se propager jusqu'aux bronches et aux poumons, traitez la Bronchite et l'Inflammation de poitrine. Dans tous les cas, il faut garantir la peau contre le froid et l'humidité (775). Si la transpiration a été supprimée, il faut faire transpirer (875). On calmera la toux par des boissons pectorales (816 et suivants). On apaisera les douleurs de tête par des bains de pieds bien chauds. Si le mal s'aggrave et que l'arrivée du médecin se fasse attendre, faites vomir l'enfant (930-931) pour dégager la poitrine des crachats qui l'engouent.

95. — **Catarrhe pulmonaire trachéal.**

96. — *Signes :* Aux symptômes du Catarrhe pulmonaire simple, ajoutez : Parole lente, Respiration bruyante, Sifflements dans la poitrine, Voix rauque.

97. — *Traitement :* V. Catarrhe pulmonaire simple, traitement (94).

98. — **Catarrhe pulmonaire croupal.**

99. — *Signes :* Aux symptômes du Croup, ajoutez : Suffocation imminente.

100. — *Traitement :* V. Croup, traitement.

101. — **Catarrhe suffocant** (1er degré).

102. — *Signes :* Cauchemar, Rhume de cerveau, Éternuement, Dévoiement.

103. — *Traitement:* Soyez sur vos gardes. Les quelques signes que nous venons de mentionner peuvent indiquer le commencement d'un Catarrhe suffocant. V. Traitement de cette maladie.

104. — **Catarrhe suffocant** (2e degré).

105. — *Signes* : Réveil subit la nuit, Convulsions, Abattement, Face pâle, Face inquiète (anxiété), Suffocation imminente, Sifflement dans la poitrine, Râlement dans la poitrine, Toux avortée, Froid des extrémités.

106.— *Traitement* : Lorsque le catarrhe suffocant (2e degré), consiste dans l'accumulation de matières muqueuses ou crachats dans les conduits de l'air, et qu'il est la terminaison du catarrhe pulmonaire, il faut exciter l'expectoration (816 et suivants) et une sueur abondante (875). Faites vomir l'enfant (930), bains de pieds sinapisés (777), lavements purgatifs actifs (829), sirop de chicorée (840). Lorsque le catarrhe suffocant (2e degré), est l'effet d'un état convulsif des organes de la respiration, il faut recourir en même temps aux antispasmodiques (678). En présence d'une maladie aussi grave, on s'entourera promptement des lumières du médecin.

107. — **Cauchemar.**

108. — *Signes* : Agitation la nuit, Réveil subit la nuit, Frayeurs nocturnes, Face inquiète (anxiété), suffocation imminente, cris aigus.

109. — *Traitement* : Changez l'enfant de lit; placez-le dans une autre position. Si le Cauchemar a pour cause la nourriture prise en trop grande quantité le soir ou trop près du coucher, changez l'heure du dernier repas. Si le Cauchemar paraît avoir pour cause une maladie, soit de poitrine, soit du ventre, soit du cerveau, c'est cette maladie qu'il faut attaquer. Un examen complet de l'enfant la fera découvrir.

110. — **Cavités malades.** V. Injection (801).

111. — **Céphalalgie**. V. Douleur de tête (242).

112. — **Champignons.** V. Empoisonnement (273).

113. — **Chancres de la bouche.** V. Mal de bouche.

114. — Charbon. V. Gangrène.

115. — Chaux. V. Empoisonnement (263 *bis*).

116. — Choléra.

117. — *Signes* : Abattement, Connaissance intacte, Yeux cernés, caves, Face altérée, Froid général, Vomissements, Vomissements et Diarrhée, Urines nulles, supprimées, Crampes dans les membres.

118. — *Traitement* : Tenir le corps très-chaudement. V. Chaleur (775) ; frictions, surtout au ventre, avec de l'eau de Cologne; frictions sur tout le corps avec un liniment ammoniacal camphré (861), pour calmer les crampes. Eau sédative (688). Frictions avec l'aloool camphré (658). Sinapismes sur les membres pour ranimer la circulation (783). Infusion aromatique, chaude, de feuilles d'oranger (699). Si la maladie est très-grave, on donnera à l'intérieur de la glace par fragments; lavements de blancs d'œufs (754) amidonnés (754), dans lesquels on versera quelques gouttes de laudanum (806). Julep gommeux laudanisé (811). Combattre les Convulsions, les Vomissements, V. Anti-vomitifs (705); la Diarrhée, traitement.

119. — Chorée. V. Tremblement.

120. — Chutes. V. Contusions.

121. — Chute de la luette.

On voit au fond de la bouche la Luette tomber sur la langue, ce qui produit de la gêne.

122. — *Traitement* : On portera sur cet organe, pour le forcer à remonter en se resserrant, un peu d'alun en poudre.

123. — Chute du rectum (sortie de l'anus).

124. — *Signes* : Tumeur ou Grosseur au fondement. La tumeur pourrait être formée par des hémorrhoïdes; cette affection, outre qu'elle est rare chez les enfants, n'est point un cas d'urgence. On ne confondra pas avec les hémorrhoïdes la tumeur formée par le fondement. Dans ce dernier cas, la tumeur est rouge, plissée en rayons, rugueuse, humide, douloureuse, et ressemble à un doigt de gant retourné. La tumeur formée par les hémorrhoïdes est violette, unie et lisse, à peine douloureuse.

125.—*Traitement* : Dans les cas ordinaires, on fait assez facilement rentrer la tumeur, après que le malade a été à la selle, en la repoussant avec le doigt recouvert d'un linge fin imbibé d'huile. Si l'on éprouve quelque difficulté et que la tumeur soit irritée, on appliquera dessus, en attendant l'arrivée du médecin, des cataplasmes émollients (749) presque froids faits avec de l'eau aluminée (710). On donnera des lavements froids, des bains de siége frais, à moins que quelque circonstance ne s'y oppose, la toux, par exemple. On doit combattre la maladie qui cause cet accident. Tels sont la Diarrhée qui accompagne la dentition, les Vers, la Dyssenterie, la Constipation ; cet accident est quelquefois occasionné par les efforts violents que fait l'enfant pour aller à la garde-robe, et ces efforts sont quelquefois excités par la présence de la Pierre dans la vessie.

Nous n'avons pas à nous occuper des rechutes ; c'est au médecin à chercher à les prévenir par un traitement convenable.

126. — **Ciguë.** V. Empoisonnement (272).

127.—**Cloques** (expression populaire). V. Ampoules (40).

128.— **Colère.** Votre enfant est pris d'un accès de colère que rien ne peut apaiser, ni la sévérité ni la douceur. Malgré vos menaces ou vos caresses, l'enfant s'exalte, il trépigne ; sa figure en feu, son exaspération vous font craindre qu'il ne tombe dans les convulsions ; n'hésitez pas, jetez à l'improviste un verre d'eau à la figure de l'enfant. La surprise rétablira le calme. C'est là un moyen dont il ne faut point compromettre l'efficacité en l'employant dans les cas d'agitation qui ne sont que des impatiences et non des colères.

129. — **Coliques** ou **Tranchées**, dites **nerveuses.**

130. — *Signes* : Agitation, Insomnie, Convulsions, Tortillements, Cris aigus, Acidités, Vents, Constipation, Dévoiement.

131. — *Traitement* : Appliquez des serviettes chaudes sur l'estomac et sur le ventre. Lotions avec l'eau sédative sur le ventre (688). Entretenir une grande chaleur aux pieds (776) et ramener la chaleur par tout le corps (775), si l'on pense que le froid a pu être la cause des coliques, et si l'enfant a pris une boisson froide ayant chaud. Frictions sur toute la surface du corps avec des morceaux de flanelle chauffés au feu. Mettre l'enfant dans un bain (750-751), à moins que l'on ne puisse soupçonner une Indigestion. Faire boire un peu d'huile d'olive, dans laquelle on pourra verser quelques gouttes de laudanum (808). Infusion de thé ou de tilleul (699), dans laquelle on versera quelques gouttes d'eau de fleurs d'oranger (700). Julep calmant (810). Il faut changer la nourrice, si l'on peut accuser son lait. Diminuer ou suspendre l'allaitement. Combattre les Convulsions, la Constipation, la Rétention du méconium ou la Diarrhée, la Dentition, les Acidités, l'Indigestion, les Vents, les Vers, l'Inflammation d'intestin, les Coliques de miséréré, le Choléra. Le médecin cherchera à prévenir le retour de ces douleurs.

132. — Coliques de miséréré, Iléus (1er degré).

133. — *Signes :* Agitation, Abattement, Face pâle, Face inquiète (anxiété), Fièvre nulle, Douleur de ventre, Douleur de ventre alternant avec calme, Douleur de ventre diminuant par la pression, Gargouillement dans le ventre, Constipation, Attaque subite.

134.—*Traitement :* V. Coliques de miséréré, Iléus (2e degré).

135. — Coliques de miséréré, Iléus (2e degré).

136. — *Signes :* Délire, Insomnie, Contorsions, Tortillements, Fièvre, Hoquet, Envies de vomir, Vomissements, Douleurs déchirantes continues dans le ventre, Gargouillement dans le ventre, Attaque subite.

137.— *Traitement :* Le traitement de cette maladie, qui consiste dans l'invagination de l'intestin, c'est-à-dire, que l'intestin est rentré en lui-même, comme l'est un doigt de gant à moitié retourné, ou qui consiste dans l'entortillement de l'intestin, doit être remis le plus promptement possible à la science du médecin; mais, en attendant, on appliquera des sangsues sur le ventre et à l'anus (856). On suivra le traitement des coliques nerveuses (131); on augmentera le nombre des gouttes de laudanum dans l'huile; lotion d'eau sédative sur le ventre (688); on donnera un purgatif énergique, tel que l'aloès (852); on appliquera de la glace sur le ventre, si rien ne s'y oppose. Il faut se mettre en garde contre la chute du fondement. On voit combien il est urgent que le médecin soit consulté promptement pour une aussi grave maladie.

138. — **Coliques de plomb** ou **saturnines.** V. Empoisonnement par les préparations de plomb (265).

139. — **Coliques venteuses** chez les enfants (flatuosités).

140. — *Signes* : Agitation, Insomnie, Face bouffie, Face amaigrie, Renvois, Douleurs de ventre, Ventre ballonné, Gargouillement dans le ventre, Dévoiement après constipation, Pâleur générale.

141. — *Traitement* : Appliquer sur le ventre un cataplasme fait avec des fleurs de camomille. Faire des frictions sur le ventre avec de la flanelle imbibée de vin chaud, chargée d'eau-de-vie ou imbibée d'huile de camomille camphrée (862). Extraire les gaz de l'intestin, en les soutirant au moyen d'une seringue dont le piston, préalablement poussé jusqu'au fond, est attiré, lorsque la canule est introduite dans l'anus, de manière que les gaz arrivent dans la seringue à mesure que le piston est attiré. Bains tièdes (750). Serviettes chaudes sur le ventre. Infusion d'anis et de feuilles d'oranger (872-699). Tisane de fleurs de camomille (898) ou infusion de thé suisse (699) avec quelques gouttes d'éther, ou une cuillerée à café de sirop d'éther. Quelques cuillerées d'un looch anisé. S'il s'agit d'un enfant à la mamelle et que la nourrice soit fatiguée par des veilles et par des chagrins, il faut la changer; sinon on lui interdira l'usage des navets, des choux, des pois, etc. C'est l'usage abusif de ces légumes de la part des nourrices des campagnes qui donne aux enfants qu'on leur confie, le gros ventre, et par suite le carreau, dont nous parlerons dans le travail relatif aux maladies insidieuses. Faire cesser l'habitude de donner à chaque instant à téter à l'enfant :

cette habitude prédispose les enfants aux coliques venteuses. Si l'enfant est élevé au biberon, on suspendra ce mode d'allaitement, qui donne beaucoup de vents à l'enfant, en lui faisant aspirer une grande quantité d'air.

142.—**Colorations diverses de la peau.** V. Boutons syphilitiques. Contusion, Coup de soleil. V. Érysipèle, Cyanose. V. Asphyxie. Efflorescences de la peau, Engelures, Éruptions rentrées ou non sorties, Fièvre ortiée. V. Urticaire. Fièvre rouge. V. Roséole, Rougeole, Scarlatine. Gerçures, Pourpre, Pourpre hémorrhagique, Rougeurs syphilitiques, Rougeur générale.

143. —**Coma** (assoupissement insurmontable).

144.— *Signes* : Assoupissement, Assoupissement insurmontable, Face bouffie, Face rouge, Face violette, Yeux gonflés, Respiration difficile, Engourdissement des membres. (Le coma peut venir subitement.)

145.—*Traitement:* Cataplasmes très-chauds aux jambes (780), entretenir une très-grande chaleur aux pieds (776), bains de pieds (777-778); si le mal persiste, sangsues aux chevilles (856); si l'enfant a une constipation opiniâtre, on le purgera avec du sirop de chicorée (840), des lavements laxatifs (828-830).

Le Coma est un symptôme alarmant qui demande le plus promptement possible la présence du médecin.

146.—**Congestion cérébrale** prochaine, ou 1re forme.

147.— *Signes* : Douleur de tète, Étourdissement, Vertiges, Assoupissement, Sifflement dans les oreilles, Parole mal articulée, grande Faiblesse des membres.

148. — *Traitement* : Bains de pieds, cataplasmes sinapisés aux jambes (781), compresses imbibées d'eau froide sur la tête, à moins que l'enfant ne tousse; oreiller de balle d'avoine très-élevé, donner de l'air, ligature des cuisses ou des jarrets (787), lavements purgatifs (828). Bain sédatif de Raspail (753); s'il y a Constipation, la combattre; eau fraiche sucrée additionnée d'eau de fleurs d'oranger; si l'enfant est fort, sangsues à l'anus

ou aux chevilles (856). Avant d'appliquer les Sangsues, il faut s'assurer si la congestion cérébrale n'est pas causée par une Indigestion : n'y aurait-il pas une Gastrite ? une Inflammation d'intestin ? des Vers ?

149.— Congestion cérébrale, 2e forme.

ERRATUM. — L'absence des numéros d'ordre qui manquent ici entre **149** et **160**, par suite d'une erreur du copiste, ne change rien à la fidélité des renvois.

160.— *Signes :* Douleur de tête, Connaissance conservée, Parole perdue, Vomissements, Paralysie des membres.

161.— *Traitement.* V. Congestion cérébrale, 1re forme.

162.— Congestion cérébrale, 3e forme.

163. —*Signes :* Convulsions, Abattement, Paralysie, Face pâle, Cris nuls.

Si, au lieu de paralysie, on remarquait de la contracture des membres, on devrait soupçonner l'existence d'une Apoplexie.

164.—*Traitement.* V. Congestion cérébrale, 1re forme (148).

Si la Congestion cérébrale manifeste une grande intensité par la turgescence de la face, par le gonflement des veines, etc., les Sangsues seront appliquées derrière les oreilles (856). On ne saurait, pour une maladie de cette nature, requérir trop tôt la présence du médecin.

165. — Constipation des enfants à la mamelle.

166.—*Signes :* Agitation, Insomnie, Douleur de ventre, Ventre ballonné, Selles dures, Douleur en rendant les selles.

167.— *Traitement.* Il faut remédier promptement à la constipation, pour que la maladie ne dégénère pas en Inflammation d'intestin : serviettes chaudes ou cataplasmes sur le ventre (749), Lavements émollients (754-755) ; chercher si la cause de la constipation n'est pas dans le lait de la nourrice, vicié par un régime ou des habitudes peu convenables. Si ce lait est trop épais, la nourrice usera d'une nourriture légère, de la tisane d'orge ou de gruau (763-764) ; on purgera la nourrice (833), et l'on donnera à l'enfant une demi-cuillerée à café de magnésie décarbonatée dans de l'eau sucrée (843) ou du jus de pruneaux.

V., pour les enfants nouvellement nés, Rétention du méconium. chercher si on ne devrait pas accuser comme cause, soit la Dentition, soit les Acidités de l'estomac, soit les Vents, peut-être même la Faiblesse de l'enfant.

168.— Constipation, 1re forme.

169.— *Signes :* Gargouillement dans le ventre, Constipation (Selles nulles).

170.— *Traitement :* Cataplasmes sur le ventre (749), Lavements émollients (754-755), Lavement avec deux cuillerées d'huile d'olives, huile de ricin (847), calomel préparé à la vapeur (845); soupçonner comme cause la faiblesse de l'intestin, par suite d'une alimentation insuffisante; on donnera, dans ce cas, quelques toniques (880); mais il faut être bien sûr, dans ce cas, de ne pas se tromper. Dans le doute, on préférera le sirop de chicorée, qui est purgatif tonique. Soupçonner aussi comme cause le travail de la Dentition.

171.— Constipation, 2e forme.

172.— *Signes :* Étourdissement, Assoupissement, Douleurs de ventre, Ventre gonflé, Ventre dur, non sonore; Gargouillements dans le ventre, Constipation (selles nulles).

173.— *Traitement :* V. Constipation, 1re forme.

174.— Contractures. V., pour le traitement, Congestion cérébrale. Si la contracture est locale, c'est-à-dire si elle siége dans les membres, sans aucun des signes tirés de l'examen du cerveau (1), on appliquera quelques sangsues (856) sur les parties contracturées; bains émollients (751-752), onction avec le baume tranquille; si la contracture existe avec la Paralysie dans le même membre, par défaut d'antagonisme entre les muscles, ce qui ne pourra guère être jugé que par le médecin, on combattra la paralysie par des frictions stimulantes (861) sur les membres paralysés. En pareil cas, l'intervention du médecin est indispensable pour appliquer le traitement nécessaire.

175.— Contusions.

176.—*Signes :* Taches brunes accompagnées de gonflement à la peau. Les contusions sont produites par les chutes ou par les coups.

176 *bis.*—*Traitement :* Les chutes sur le siége sont souvent plus dangereuses que celles qui ont lieu directement sur la tête. On doit, dans ce cas, donner un Bain de pieds ou appliquer des demi-sinapismes aux jambes (781). Les chutes qui déterminent une bosse à la tête, un coup bleu, une écorchure, ne demandent ordinairement aucun traitement. Il faut éviter d'effrayer l'enfant, et lui faire le plus tôt possible reprendre ses jeux. Si le coup a déterminé par sa violence une large tumeur, on appliquera des dérivatifs aux membres inférieurs (777 et suivants), et sur la tumeur des compresses imbibées d'eau blanche ou extrait de Saturne liquide (710), lotions d'eau sédative (688). Si la contusion est accompagnée d'inflammation (Rougeur avec chaleur de la partie malade), appliquez des cataplasmes émollients (189).

177. — Convulsions.

178.—*Signes :* Mouvements nerveux, Face convulsive, Yeux agités en divers sens, Fièvre nulle, Mouvements nerveux convulsifs des membres.

179.— *Traitement :* Si les convulsions ne sont causées par aucune maladie, on donnera une potion faite avec du musc (698), bains modérément chauds (750), bandes de flanelle imbibée d'huile essentielle de térébenthine (865) le long de l'épine dorsale. Toutes les fois qu'il y a Convulsion, il y a Congestion cérébrale 3e degré, et par conséquent nécessité d'y remédier. Si les convulsions ont été précédées des signes qui annoncent le travail de la Dentition, il faut suivre le traitement indiqué; si l'on n'a observé, avant les convulsions, aucun signe de travail de la dentition, il faut chercher s'il n'existe pas une autre cause, telle qu'une Diarrhée acide et irritante, une Indigestion, de la Constipation, des Coliques, la présence des Vers dans l'intestin, une Eruption supprimée. Il pourrait se faire qu'on ne fût pas porté à attribuer à la dentition l'attaque de convulsions; on serait cependant en droit d'accuser ce travail, si, lors de la première éruption des dents, une éruption à la face eût existé, et que cette dernière eût disparu (304); on chercherait encore s'il n'a pas existé un écoulement d'oreille qui se serait supprimé brusquement (596), si les convulsions ne pourraient pas avoir pour cause un Empoisonnement. Dans le cas où les convulsions seraient produites par une Fièvre cérébrale, on se garderait bien de donner à l'intérieur des substances antispasmodiques, dans le but de calmer les Spasmes. V. Fièvre cérébrale.

Après avoir cherché la cause des convulsions dans l'existence d'une maladie pour combattre celle-ci, on s'occupera de faire en même temps le traitement général des convulsions. Pendant l'accès, on donnera des bains de pieds el des bains de mains chauds; cataplasmes irritants par leur chaleur sur les mollets, compresses d'eau froide sur le front et sur le visage, sangsues aux chevilles (856). Pour boisson, on donnera par petites cuillerées un verre d'eau sucrée dans lequel on versera un peu d'eau de fleur d'oranger et quelques gouttes d'éther. Pour conjurer les accès, on cherchera à prévenir les maladies qui peuvent occasionner les convulsions, et, parmi ces maladies, surtout les Congestions cérébrales. On fera prendre souvent à l'enfant des bains de pieds ; on appliquera de temps en temps de l'eau froide sur la tête ; on donnera enfin des Boissons laxatives (833). Par les détails compliqués qui précèdent, on voit qu'il faut en appeler, pour toute sûreté, le plus promptement possible à l'homme de la science.

180. — **Convulsions dites internes,** ou Éclampsie passagère.

181. — *Signes* : Connaissance perdue, Yeux fixes, Yeux tournés en haut, Respiration difficile, Respiration brusque, Raideur des poignets.

On a comparé cette affection nerveuse à l'épilepsie à l'état aigu.

182. — *Traitement* : Dans le cas d'éclampsie chez un nouveau-né, on donnera un bain antispasmodique (679). Le pharmacien, consulté, pourra donner aux jeunes enfants atteints d'éclampsie un sirop, ou une potion antispasmodique (698-701).

L'éclampsie peut avoir pour cause l'Apoplexie, la Congestion cérébrale, l'Asphyxie, les Vers, l'Indigestion, la Dentition.

183. — Coqueluche.

La Coqueluche est une affection qui tient en quelque sorte le milieu entre les maladies soudaines et les maladies insidieuses.

184. — *Signes* : Symptômes d'un Catarrhe ordinaire, Yeux gonflés, Yeux rouges, Respiration difficile, Toux, Toux saccadée, Toux accompagnée d'un son de voix particulier : après quelques efforts, l'enfant, en reprenant la respiration, fait entendre un bruit particulier de fausset discordant très-élevé, et qui se produit de lui-même, quand on veut produire un son en même temps que l'on aspire de l'air ; Toux vomitive, Toux par accès, Toux convulsive, Toux par quintes, Quintes suffocantes.

185. — *Traitement*. Les secousses de toux sont assez fortes pour exciter les pleurs, et assez fréquentes pour empêcher le sommeil; il faut avant tout chercher à calmer la toux ; et, comme chaque effort de toux excite l'expectoration et le vomissement, pour débarrasser le poumon et l'estomac des matières qu'ils contiennent, l'indication est bien claire : on fera vomir deux ou trois fois avec le sirop d'ipécacuanha (931) ; l'enfant n'en dormira que mieux, si on emploie ce moyen le soir. On provoquera une douce sueur par la chaleur du lit, en donnant à l'enfant une légère infusion de fleurs de mauve ou de sureau (876 et suivants); on donnera le sirop de Désessart, et mieux le sirop de Boullay (823-824) ; on fera des frictions sur le creux de l'estomac avec la pommade émétisée (791); pour nourriture : fruits rouges, tels que groseilles, cerises, fraises, etc.

186. — Cordon ombilical autour du cou. V. Naissance.

187. — Corps étranger dans le gosier.

Un enfant a avalé un corps étranger, un bonbon, un haricot, une bille, un noyau de fruit, une pièce de monnaie, un os, une arête de poisson, une épingle ou tout autre objet soit rond, soit de forme irrégulière ; cet enfant présente les symptômes de l'Asphyxie ; ne cherchez pas d'autre instrument que votre doigt, et sans craindre de blesser l'enfant, car votre doigt ne peut lui faire aucun mal, cherchez du bout du doigt le corps étranger, pour le ramener, si c'est possible ; sinon, titillez la luette, en agitant votre doigt au fond de la bouche, de manière à faire vomir l'enfant, et si l'enfant vomit sans rendre le corps étranger, introduisez de nouveau votre doigt pour l'enfoncer. A défaut du doigt, qui pourrait être mordu par l'enfant ou être trop gros, on pourra se servir d'un porreau pour repousser le corps étranger ou même pour le ramener, si ce corps, comme une épingle, une arrête de poisson, peut pénétrer dans le porreau ; ou pourra employer également un faisceau de quelques plumes dont les barbes serviront à titiller la luette. En pareille circonstance, il faut s'armer de courage : aucune des manœuvres employées pour ramener ou enfoncer le corps étranger ne peut causer à l'enfant aucun mal. Pendant qu'une personne fera ces tentatives, une autre ira quérir le médecin.

188. — Corps étranger dans le larynx.

Si un corps étranger, un haricot, un noyau de cerise, au lieu de s'arrêter dans le gosier (187) a pénétré dans le conduit de l'air (larynx), ce que l'on reconnaîtra à un bruit de soupape venant de l'intérieur du cou, il faut placer l'enfant la tête en bas, les pieds en haut, et exercer de légères percussions entre les deux épaules. Le médecin doit être appelé le plus tôt possible pour le cas où l'opération deviendrait nécessaire.

189. — Corps étranger dans l'œil.

Prendre un crin de cheval, le tourner en anneau et le glisser sous la paupière, à plusieurs reprises, s'il le faut, pour ramener le corps étranger qui se prendra dans l'anneau, entre le globe de l'œil et la paupière. Si l'on ne réussit pas ainsi à ramener le corps étranger, on injectera, avec une petite seringue, de l'eau entre la paupière et l'œil. Si l'on ne réussit pas encore, on devra recourir au médecin.

190. — Corps étranger dans l'oreille.

Un corps étranger s'étant introduit dans l'oreille, on l'en extraira au moyen d'un cure-oreilles. Avec une lumière approchée du canal de l'oreille, on peut assez facilement en voir le fond en tirant légèrement en haut et en dehors, c'est-à-dire, en écartant un peu de la tête, le pavillon de l'oreille. On réussira mieux à extraire le corps étranger, si, avant toute autre tentative, on injecte dans l'oreille, au moyen d'une petite seringue, de l'eau ou de l'huile. Si l'on ne peut amener autrement le corps étranger, on fera, pour l'attirer, la succion sur le trou de l'oreille, soit avec la bouche, soit avec un tuyau d'un calibre plus grand que le corps étranger. Si l'on ne réussit pas, il faut en appeler de suite au médecin.

191. — **Coup,** soit par chute, soit autrement. V. Contusion.

192. — **Coup de sang.** V. Apoplexie, Congestion cérébrale.

193. — **Coup de soleil.** V. Érysipèle.

194. — **Coupure.** Il suffit de rapprocher les bords de la plaie et de les maintenir rapprochés au moyen d'un morceau de taffetas d'Angleterre. V. Plaie.

195. — **Courbature.**

Cet état qui se caractérise par de la douleur de tête et de la lassitude générale, peut survenir sous l'influence de deux causes : 1° L'imminence de certaines maladies. V. au tableau des *signes* (16) : Lassitude, Abattement, Langueur ; 2° Une grande fatigue, résultant d'un exercice exagéré. L'enfant ne peut se lever, il est presque immobile ; il se plaint d'une lassitude insurmontable. Si l'enfant est trop jeune pour se plaindre, il révèlera autrement son mal : il sera continuellement assis, il s'appuiera sur vos genoux pour se soutenir.

196. — *Traitement* : Repos au lit, boissons émollientes (363-764), un bain peut être très-utile, mais il faut avant tout s'assurer que la courbature n'est pas un symptôme avant-coureur d'une fièvre éruptive, telle que Rougeole, Scarlatine, Variole, Varicelle ; d'une Fluxion de poitrine, etc. Bain sédatif de M. Raspail (190).

197. — Crampes d'estomac. (Gastralgie).

198. — *Signes :* Défaillance; Inquiétude; Douleur au cœur; Palpitations (battements de cœur); Sueur froide; Digestion active ou lente; Appétit exagéré, Renvois aigres; Vomissements; Vents; Tiraillement d'estomac; Douleur d'estomac, Douleur d'estomac diminuant par la pression; Douleur d'estomac calmée par la nourriture; Douleur d'estomac déchirante et brûlante. Nous disons que, dans la *gastralgie*, la douleur d'estomac se calme par la nourriture; il n'en est pas de même lorsqu'il s'agit d'une *gastrite* (Inflammation de l'estomac), les guérisons de *gastrites* par une nourriture forte ne sont que des guérisons de *gastralgies* (douleurs nerveuses), qui quelquefois sont cependant des *gastrites* converties par le temps en *gastralgies*. L'habileté du médecin consiste a bien reconnaître l'une de l'autre ces deux maladies et à ne pas traiter l'une pour l'autre.

199. — *Traitement :* S'il y a des vomissements, on donnera une boisson gazeuse (705) à la glace, et l'on fera des frictions sur l'estomac avec du laudanum (805). On donnera pour tisane une infusion de tilleul (699) avec de l'eau de fleurs d'oranger (694). On combattra la maladie dans les causes qui ont pu la produire; par exemple, la privation prolongée de nourriture, la présence des Vers, une Indigestion ou des indigestions répétées, l'usage abusif des fruits acides, de la salade, etc. : on donnera, dans ce cas, de la magnésie (843); par exemple encore, un refroidissement des pieds, on réchauffera ces extrémités. Si l'enfant est fort et que l'on reconnaisse une Inflammation de l'estomac (gastrite), on appliquera des sangsues au creux de l'estomac (856). Le médecin doit être appelé promptement auprès du malade.

200.— Cris de l'enfant : Du moment qu'un enfant crie et qu'il s'agite, sans que vous puissiez soupçonner une maladie d'en être la cause, visitez l'enfant; voyez si ses vêtements ne sont pas attachés avec une épingle qui le pique ou s'il n'existe pas quelque cause analogue qui le tourmente.

201. — Cris précipités : L'enfant pousse des cris précipités. Le cri se composant de deux temps, vous observez que le premier temps se répète trois ou quatre fois rapidement, avant que le second, qu'on appelle la *reprise*, ait lieu. Vous devez voir dans le cri ainsi caractérisé l'annonce d'une douleur violente et subite, surtout d'une affection douloureuse du ventre. Faites l'examen de l'enfant d'après le programme (1).

202.—Cri aigu, petit: L'enfant pousse par intervalles un petit cri aigu. Ce cri, qu'on a appelé hydrencéphalique, est l'indice d'une Fièvre cérébrale. Faites immédiatement appeler le médecin.

203. — Cri pénible : Le cri de l'enfant n'est point sonore, facile, il est pénible. La finale en est peu soutenue, mourante; c'est l'indice d'une affection grave. Faites l'examen de l'enfant, d'après le programme (1), pour reconnaître la maladie.

204. — Cri voilé : Le cri voilé chez l'enfant annonce une affection catarrhale de la poitrine. V. Catarrhe.

205.—Cri étouffé : Le cri de l'enfant est subitement remplacé par un bruit de soufflet auquel se mêle par intervalle un filet de voix. Le cri ainsi étouffé indique une maladie des organes de la respiration. Faites l'examen de l'enfant d'après le programme (1).

206. — Cri croupal. V. aussi Cri quasi-croupal (207).

Le cri de l'enfant n'est pas naturel; il se compose, dans son premier temps, d'un bruit de soufflet, et dans son second temps, qu'on appelle ordinairement la *reprise*, d'un bruit éclatant, c'est la *voix croupale*. Agissez comme si l'enfant était menacé du croup; mais aussi, pour ne pas exagérer votre effroi et troubler votre raison, soyez prévenu que cette modification de la voix, si alarmante chez les enfants, est quelquefois un simple enrouement résultant de cris prolongés qui ont fatigué l'organe de la voix ou l'effet d'un gonflement des amygdales avec une excavation dans laquelle l'air vient vibrer, comme dans une amphore, et donne au cri de l'enfant le son croupal et à sa toux un son qui la fait ressembler à une toux de chien. V. Amygdalite. La toux a le caractère croupal, surtout lorsqu'elle ressemble au chant d'un jeune coq. V. Croup.

207. — Cri quasi-croupal.

L'enfant a un cri analogue au cri croupal (206) ; mais le premier diffère du second, en ce que le premier temps n'est pas comme dans le cri croupal remplacé par un bruit de soufflet. Ce cri annonce un Catarrhe suffocant. Dès que l'on entend un cri de ce caractère, on doit à l'instant même appeler le médecin.

208. — Croup. Signes avant-coureurs ou 1er degré.

209. — *Signes :* Abattement, Rhume de cerveau, Gorge non rouge (l'irritation existe dans le larynx, où l'on ne peut en découvrir la trace), Cou gonflé, Douleur au cou déterminée par le toucher ; Toux, Toux sèche, Toux rauque, Fièvre.

NOTA. Le Croup proprement dit ne se manifeste jamais sans avoir été précédé d'une petite toux qui dure quelques heures au moins ; mais souvent cette toux est si rare et si légère, que l'on n'y fait pas attention, et lorsque la première quinte survient, on la regarde comme le début de la maladie ; c'est ce qui arrive dans les cas de croups qui marchent très-rapidement et que l'on appelle foudroyants (214).

210. — *Traitement :* Il faut se hâter de prévenir le développement du croup par les moyens suivants : bains de pieds, cataplasmes très-chauds et même sinapismes sur les mollets (781). Sangsues sur les côtés du cou (856). Frictions sur le cou avec l'onguent napolitain (798) ; on enduira toute la partie antérieure du cou d'une couche épaisse comme une pièce de deux liards ; faire vomir (930). A mesure que le mal prend de l'intensité, on a recours au traitement du croup au 2e degré (211), du croup foudroyant (214). En même temps que l'on agit ainsi, on doit appeler au plus vite le médecin.

211. — Croup vrai, 2e degré.

212. — *Signes :* Assoupissement, Tristesse, Face bouffie, Face pâle, Lèvres violettes, Douleur au cou déterminée par le toucher, Bruit respiratoire dans le larynx, Sifflement dans le larynx, Respiration fréquente, Suffocation imminente. Respiration bruyante, Voix enrouée, Voix éteinte, Voix composée de deux temps : souffle et son bruyant. V. Cri croupal (206), toux rauque, toux caverneuse, toux accompagnée d'un son de voix particulier qui la fait ressembler à une toux de chien. V. Cri croupal (206), toux vomitive, toux par quintes, accès périodiques.

Ne perdez pas un instant pour combattre cette maladie.

213. — *Traitement* : Croup, 1er degré (209), et croup foudroyant (214). Il faut agir en même temps que l'on requiert le médecin.

214. — Croup foudroyant.

215. — *Signes* : Agitation, Assoupissement, Tête renversée en arrière, Tristesse, Inquiétude, Suffocation imminente, Voix rauque, Voix éteinte, Toux, Toux caverneuse, comme celle d'un gros chien qui aboie, Quintes suffocantes, Sueur froide, Attaque subite.

216. — *Traitement* : En même temps que l'on hâtera d'un côté l'arrivée du médecin, de l'autre, employez promptement d'autant plus de moyens que vous voyez se succéder plus rapidement les symptômes. On ajoutera aux moyens indiqués ci-dessus, V. Croup, 1er degré (209), les suivants : Vésicatoire sur la poitrine ou derrière le cou (788-789), calomel préparé à la vapeur (845), potion anti-croupale (933 et 934). On fera vomir l'enfant coup sur coup (935), de manière que les secousses répétées du vomissement puissent détacher les fausses membranes dont le calomel aura déjà, par son action, provoqué le décollement. Si l'état de l'estomac de l'enfant s'oppose à l'administration de l'émétique et de l'ipécacuanha, on provoquera le vomissement par la titillation de la luette (930). On fera éternuer l'enfant, au moyen du tabac, afin de produire des efforts qui contribuent à l'expulsion des fausses membranes. Si le croup a commencé par l'Angine couenneuse, on consultera le traitement de cette affection. Il y a toujours dans la maladie du croup quelque chose de nerveux que l'on doit combattre, dès le début, par les antispasmodiques (678), potion éthérée (695), frictions éthérées sur les côtés du cou (680), lavement de musc (693).

217. — Croup faux.

218. — *Signes* : Respiration difficile, Voix rauque, Toux rauque, Attaque subite la nuit.

219. — *Traitement* : Tisane sudorifique (877-878). Sangsues au cou si l'enfant est déjà un peu grand ; si non, aux chevilles internes (856). Cataplasmes très-chauds ou sinapismes aux mollets (780-783), antispasmodiques (678). Si le cas est menaçant, on fera vomir l'enfant (930). Le faux croup peut avoir pour cause le travail de la Dentition, soit que le mal soit dans le larynx, soit qu'il siége dans la trachée-artère. Dans la crainte surtout d'un croup vrai, il faut, en même temps qu'on agit, hâter l'arrivée du médecin.

220. — Cuivre. V. Empoisonnement (265).

221. — Cyanose, ou coloration bleue de la peau. V. Asphyxie.

222. — Cystite. V. Inflammation de la vessie.

D

223. — Danse de St-Guy. V. Tremblement.

224. — Datura stramonium. V. Empoisonnement (272).

225. — Débordement de bile. V. Gastrite ; Coliques.

226. — Dentition. Fièvre nerveuse de la dentition.

227. — *Signes* : Agitation, Sursauts, Mouvements nerveux, Mauvaise humeur, Face douloureuse, Yeux animés, Pommettes rouges, Joues chaudes, Gencives gonflées, Gencives rouges, Douleur des gencives au contact d'un corps dur, non au contact du doigt ; Bouche brûlante, Bouche sèche, Bave, Soif ardente, Glandes du cou engorgées; Respiration difficile, Cris aigus, Toux sèche, Fièvre.

228. — *Traitement* : Le premier soin doit être de chercher à ramollir les gencives. V. Collutoire émollient (757). On enduira fréquemment les gencives avec du miel et l'on fera un hochet avec un morceau de racine de guimauve. Boissons chaudes ou froides, selon les sensations manifestées par l'enfant. Bain de son entier, pas trop chaud (751) ; pendant le bain on mettra une compresse d'eau fraîche sur la tête de l'enfant. Au besoin, le médecin incisera les gencives.

Une maladie quelconque est d'autant plus dangereuse qu'elle survient à cette époque de sensibilité exaltée. Ainsi, dès qu'on s'aperçoit qu'un enfant, déjà irrité par le travail de la Dentition, est malade, c'est sur ce travail qu'il faut d'abord diriger son attention. La violence de cette évolution absorbe toutes les forces de l'économie, et empêche qu'elles ne se prêtent au développement régulier des organes et des fonctions et ensuite à la marche régulière des maladies que la Dentition elle-même provoque. Il faut se mettre en garde contre les maladies suivantes : Si l'enfant, pendant la dentition, a une chaleur excessive, le sommeil interrompu, des rêves, des soubresauts, des tressaillements, s'il s'éveille quelquefois comme effrayé, et en criant, redoutez les Convulsions, l'Epilepsie ; cherchez à les prévenir. Si les Convulsions existent déjà, il faut les combattre par les moyens indiqués. Soit qu'il s'agisse de prévenir les Convulsions, soit que déjà elles existent, reppelez-vous si votre enfant, lors de la première apparition des dents, a eu à la face quelque Eruption qui ait disparu. Dans ce cas, établissez une légère irritation derrière chaque oreille, au moyen de la pommade stibiée (791).

Vous remarquerez que l'enfant éprouve de la *difficulté à respirer,* et qu'il a une *toux sèche*. Cette toux n'accuse point un rhume, elle est nerveuse, elle résiste à tous les remèdes et cède d'elle-même après la sortie des dents ; elle est causée souvent par l'abondante quantité de salive que produit la dentition ; salivation qui est elle-même utile. Cette toux peut être causée aussi par l'Acidité des liquides de la bouche et de l'estomac ; il faut neutraliser cette Acidité (32). Dans tous les cas, il faut donner à l'enfant des calmants (748). La toux est-elle *stomacale*, accompagnée de symptômes prédominants du côté de l'estomac, le vomitif serait le meilleur moyen à employer ; mais, d'un autre côté, des circonstances pouvant en contrarier l'emploi, abstenez-vous d'agir, et demandez les conseils du médecin.

S'il y a des Coliques, il faut chercher à les calmer.

Si vous avez à combattre la Constipation, préférez, dans ce cas, le calomel (845) qui aura la propriété d'exciter la salivation.

La diarrhée doit être combattue avec prudence, de manière qu'elle ne s'arrête pas brusquement et qu'elle ne devienne pas abondante et aqueuse.

On peut avoir à combattre la Diarrhée et le vomissement simultanés (231).

Le vomissement isolé peut être l'indice d'une maladie grave, imminente : Fièvre cérébrale.

S'il y a Inflammation d'intestin, c'est surtout le gros intestin ou dernière portion de l'intestin qui sera le siége de l'inflammation. Il en est ordinairement ainsi lorsque le travail de la Dentition est la cause de cette inflammation. Alors on remarque du sang dans les garde-robes. V. Dyssenterie. Ces accidents cessent dès que les dents sont sorties.

On peut avoir à combattre la Rétention des urines ou l'Incontinence des urines ; dans ce dernier cas, il faut employer les sudorifiques (875).

L'Inflammation des paupières peut survenir sous l'influence du travail de la Dentition.

Souvent les plus graves accidents de la dentition cèdent immédiatement à l'incision des gencives faite par le médecin.

229. — Dents. V. Dentition, Feux de dents.

230. — Dévoiement. V. Diarrhée.

231. — Diarrhée et vomissements simultanés causés par la dentition (1re période).

232. — *Signes :* Abattement, Tristesse, Pommettes rouges, Joues chaudes, Cris aigus, Fièvre peu marquée, Renvois, Ventre ballonné, Dévoiement, Selles très-abondantes, Selles liquides, Selles verdâtres, Selles floconneuses.

233.— *Traitement :* V. Diarrhée et vomissements simultanés (2e période).

234. — Diarrhée et vomissements simultanés causés par la dentition (2e période).

235. — *Signes :* Aux signes de la première période, ajoutez les suivants : Paupières rouges, Yeux cernés, Vomissements et Diarrhée, Vomissements liquides comme de l'eau, Vomissements bilieux, Vers.

236. — *Traitement :* Dans les deux premières périodes, puis dans la troisième, que je n'ai point à mentionner ici, parce qu'elle ne peut survenir à l'improviste, cette maladie particulière, différente de l'Inflammation de l'estomac et de celle des intestins, a de l'analogie avec le Choléra-Morbus. Diète sévère, eau de gomme (761) et de riz (726) aromatisée avec de l'eau de fleurs d'oranger (694), lavements de pavots (804), cataplasmes de farine de graine de lin (749), bains (750). V. comme cause de cette maladie, la Dentition. Le médecin sera appelé pour faire plus, s'il y a lieu.

237. — Diarrhée, Dévoiement, Flux diarrhéique.

238. — *Signes :* Langueur, Face pâle, Dévoiement, Selles très-abondantes, Selles fréquentes, Selles liquides, Amaigrissement des membres, Pâleur générale.

239. — *Traitement :* Il faut savoir, avant tout, que dans les premières semaines de la vie de l'enfant, trois ou quatre selles par jour ne constituent point de la diarrhée, et que la couleur naturelle des matières, à cet âge, est une teinte brune, verdâtre, qui diminue graduellement à mesure que les selles deviennent plus rares.

Dans les cas où la diarrhée devient tout à coup jaune, aqueuse, abondante et fréquente, l'amaigrissement atteint rapidement le degré de marasme. Il faut donc agir vivement et cependant avec prudence si la diarrhée a pour cause le travail de la Dentition. Si c'est une erreur populaire de croire qu'il ne faut pas arrêter la diarrhée pendant la dentition, c'est aussi une opinion exagérée de croire qu'on peut toujours impunément la tarir tout à coup. Dans aucun cas on ne doit la supprimer avec précipitation, et pendant le travail de la dentition surtout on ne doit le faire que progressivement. L'évolution de l'intestin aussi bien que l'évolution des dents est cause de cette diarrhée, et si l'on agit brusquement, on contrarie, non sans danger, ce travail d'évolution des organes. V. le Traitement de la Dentition. La diarrhée chez l'enfant peut avoir aussi pour cause l'Inflammation de l'estomac; V. Gastrite: ou de l'intestin. V. Inflammation de l'intestin. Dans ce cas il y a de la fièvre, le ventre est douloureux, tendu. Elle peut avoir pour cause la Diarrhée et le vomissement simultanés; elle peut avoir pour cause l'Acidité des liquides de l'estomac. Si, comme il arrive dans ce cas, les matières sont aigres, on donnera des lavements au blanc d'œuf (754), on donnera de la magnésie (843) à l'enfant et à la nourrice jusqu'à ce que les selles soient devenues moins fréquentes. Lorsque la diarrhée vient de la faiblesse et du dépérissement de l'enfant, elle s'accompagne souvent d'ulcères et d'aphthes dans la bouche. V. Aphthes. Dans ce cas il faut employer les toniques (880). Une Éruption de la peau a disparu subitement et la diarrhée est survenue à la suite de cette disparition; il faut rappeler la première. V. Éruption. On en provoque une artificielle. L'enfant a eu froid après avoir eu chaud, et la suppression de la transpiration a donné lieu à la diarrhée; il faut rappeler la sueur. V. Sudorifiques (875). Si le lait de la nourrice est trop âcre, trop consistant, etc., trop riche ou trop pauvre en globules (V. le livre de M. Donné : *Conseils aux mères)*, il faut changer la nourrice; si les aliments sont de mauvaise qualité, il faut réformer le régime de l'enfant; si l'enfant est chagrin, morose, s'il est jaloux, qu'il languisse et sèche sous l'influence de ce sentiment qui le dévore, placez-le dans des conditions toutes nouvelles. Outre qu'il y a danger pour sa santé, il y a danger aussi pour les autres enfants de la maison.

Quelle que soit la cause de la diarrhée, on mettra en usage les moyens suivants : si la diarrhée est sans fièvre, on donnera des lavements ou des quarts de lavements, demi-lavements laudanisés (806); pour tisane, infusion de tilleul (699) ou décoction de riz gommé (760), de la décoction blanche de Sydenham (760); on ajoutera à l'eau de riz, ou à la décoction blanche, ou dans une cuillerée de potage, du diascordium (814); diète (792). Le médecin sera appelé pour ajouter à ces moyens ceux que la prudence lui indiquera.

240. — Digitale. V. Empoisonnement (272).

241. — Dyssenterie. V. Hémorrhagie. V. Défécation de sang.

242.—Douleur de tête, Mal de tête, Céphalalgie.

243. — *Traitement* : Que cette douleur soit ou non le présage d'une maladie, il faut placer l'enfant dans l'obscurité et dans le silence; on donnera une infusion de tilleul (699), un purgatif (827), surtout s'il y a constipation; s'il y a pléthore, c'est-à-dire abondance de sang, on appliquera quelques sangsues à l'anus (856); s'il y a eu suppression d'une éruption, d'une plaie, d'un vésicatoire (596), on cherchera à les rappeler ou à les remplacer en déterminant à la peau soit une éruption artificielle, soit une plaie artificielle, au moyen de la pommade stibiée (791). Bains de pieds, compresses d'eau fraîche sur la tête, à moins que l'enfant ne tousse. Le médecin avisera à faire plus, s'il y a lieu.

244. — Douleur de ventre. V. Coliques.

245. — Douleurs de dents. V. Gouttes calmantes (807).

246. — Douleurs d'oreilles. V. Oreilles (502).

E

247. — Eau de javelle. V. Empoisonnement (262).

248. — Ecchymose. V. Contusion.

249. — Éclampsie. V. Convulsions dites internes.

250. — Écoulement supprimé : Flux menstruel, Écoulement d'oreilles (504), Diarrhée, Suppression d'un vésicatoire (596).

251. — Efflorescence de la peau (boutons de strophulus).

252. — *Signes* : Chaleur à la peau, Boutons à la peau, Démangeaison à la peau.

Ces boutons sont d'un rouge vif et réunis en forme de grappes.

253. — *Traitement* : Il faut avoir soin de ne pas exposer l'enfant au froid, dans la crainte de voir rentrer l'éruption. Régime léger. Bains.

254. — Effort. V. Hernie inguinale, etc.

255. — Embarras gastrique. V. Vents, Coliques, Vomissements, Gastrite.

256. — Émétique (antimoine). V. Empoisonnement (267).

257. — Emphysème pulmonaire.

258. — *Signes* : Face bouffie, Face violette, Face inquiète (anxiété), Respiration difficile, Respiration fréquente, Sifflements dans la poitrine, Résonnance de la poitrine par la percussion, Chaleur de la peau.

259. — *Traitement* : Vinaigre aux pieds (779), ventouses sèches (785) ou vésicatoires volants sur la poitrine, dans le dos (788), julep diacodé (810). Le médecin appliquera les autres moyens que la science lui suggèrera, selon les indications spéciales.

260. — Empoisonnement.

261. — *Signes* : Agitation, Délire, Convulsions, Face altérée,

Yeux saillants, Lèvres pâles, ou jaunes, ou noires; Gencives noires, ou jaunes, ou blanches, ainsi que d'autres parties de la bouche ; Bouche sèche, Écume à la bouche, Langue blanche ou rouge, ou jaune, ou noire; Goût désagréable, Odeur fétide de l'haleine, Odeur infecte, Chaleur brûlante au gosier, Soif ardente, Cris aigus, Chaleur de la peau, Froid de la peau, Frisson, Chaleur à l'estomac, Renvois, Hoquet, Envies de vomir, Vomissements, Vomissements glaireux. Vomissements bilieux, verts ; Vomissements de sang, Vomissements de matières bouillonnant sur le carreau, Douleur de ventre (coliques, tranchées), Urines rares, Urines sortant difficilement, Urines cuisantes. (Dans cette énumération des signes de l'empoisonnement en général se trouvent ceux qui caractérisent chaque espèce d'empoisonnement en particulier. Nous allons indiquer le traitement de chaque espèce).

262. — *Traitement* : Pendant qu'on appellera le médecin, on emploiera les moyens suivants : La première indication est de faire *évacuer le poison* par le vomissement, soit au moyen de l'émétique (932), soit en titillant la luette en agitant au fond de la bouche les barbes d'une plume et, avant tout, c'est par là qu'il faut commencer. Faire boire de l'huile pour lubrifier les parois de l'estomac, de l'œsophage et des intestins, pour atténuer la corrosion du poison.

263. — Si le poison est un acide irritant et caustique, tel que l'Acide sulfurique (huile de vitriol), l'Acide nitrique (eau seconde); si le poison est l'Eau de javelle, le Bleu de composition, l'Eau royale (chlore), donnez la magnésie calcinée (843), eau de chaux (730-731), eau de savon, boisson gommeuse (761), blancs d'œufs délayés dans de l'eau sucrée (758-759); si les vomissements sont violents, on donnera quelques gouttes de laudanum de Sydenham (809), cataplasmes sur le ventre (749); si le poison est l'Acide prussique, l'Eau de laurier cerise, donnez l'émétique (932), une infusion de café, l'huile volatile de térébenthine (une cuillerée à café, de demi-heure en demi-heure, jusqu'à six cuillerées dans une infusion de café), sinapismes aux pieds (783), affusions froides sur la tête et sur l'épine du dos.

263 *(bis)*. — Si le poison est un alcali, tel que la Potasse, la Soude, l'Ammoniaque, le Sulfure de potasse, la Chaux, faites boire de l'huile pour lubrifier les organes et prévenir les érosions; faites vomir (930 et suivants), donnez du vinaigre ou du jus de citron étendus dans de l'eau, des blancs d'œufs délayés dans de l'eau (758-759).

264. — Si l'empoisonnement a eu lieu par les alcooliques (ivresse), nous distinguerons deux degrés. 1er degré : Excitez le vomissement par l'eau tiède et donnez quelques gouttes d'ammoniaque dans de l'eau sucrée (871); 2e degré : Faites vomir par l'émétique (932), boissons acidulées (720 et suivants), infusion de thé (699), lavements; faire le traitement de l'Indigestion.

265. — Si l'empoisonnement a eu lieu par une préparation de cuivre ou de mercure : huile, eau de chaux (730-731) d'abord, puis faire vomir (930), blancs d'œufs délayés dans de l'eau (758), farine délayée dans de l'eau, magnésie calcinée (843), lait coupé. On donnera spécialement, dans le cas d'empoisonnement par le cuivre, un électuaire composé avec de la poudre de fer porphyrisée et du miel (914). Dans le cas d'empoisonnement par l'arsenic ou par une préparation d'arsenic, faire vomir (930), et gorger ensuite l'enfant avec de l'hydrate de péroxyde de fer (916), lait, décoction de quinquina (905). Contre les sels de plomb : la limonade sulfurique (723).

266. — Si l'empoisonnement a eu lieu par la pierre infernale ou nitrate d'argent, donner du sel marin ou sel de cuisine, de l'eau salée et faire vomir (930).

267. — Dans l'empoisonnement par l'émétique (antimoine), on donnera du thé (699), préparation de tannin (732), décoction d'écorce de chêne (729), de noix de Galle (734).

268. — Dans l'empoisonnement par les préparations de

plomb, donnez : limonade sulfurique (723), sulfate de soude ou de magnésie (849), alun (727), eau de puits.

269.—Dans l'empoisonnement par le phosphore, faire le traitement de l'empoisonnement par un acide (263).

269 *bis.* — Dans l'empoisonnement par des fragments de verre ou verre pilé, gorgez le malade d'aliments farineux : pommes de terre, haricots, etc., pour envelopper le verre ; et ensuite faites vomir (930).

270. — Dans l'empoisonnement par une préparation d'opium, laudanum, etc, faites vomir (930) et donnez une infusion de café. Solution aqueuse de tannin (732), décoction de noix de Galle (734). Traitement, s'il y a lieu, de la Congestion cérébrale. Lavements purgatifs (828 et suivants) ; frictions rudes avec une brosse sur les membres.

271. Dans l'empoisonnement par la jusquiame, même traitement que dans le cas d'empoisonnement par l'opium (270), moins le tannin.

272.— Dans l'empoisonnement par la belladone, jusquiame, aconit, digitale, tabac, datura stramonium, ciguë, laurier cerise, laurier rose, seigle ergoté ou ergot de seigle, rue, ivraie : faire vomir (930), donner 5 à 10 centigrammes de tartre stibié associés à 15 ou 20 grammes de sulfate de magnésie. Eau vinaigrée fréquemment et à petites doses. Traitement, s'il y a lieu, de la Congestion cérébrale.

273. — Dans l'empoisonnement par les champignons vénéneux, faites vomir promptement par l'émétique (932) et purgez avec l'huile de ricin (847).

274.—Dans l'empoisonnement par les cantharides : eau tiède et boisson mucilagineuse (762), pour provoquer le vomissement. Il ne faut pas provoquer le vomissement si l'empoisonnement a eu lieu par application externe, comme par les vésicatoires. Dans ce cas : frictions avec huile camphrée (681) sur toutes les parties du corps ; infusion de graine de lin légèrement nitrée (794) et camphrée (795) ; lavement à la graine de lin camphré (691) ;

cataplasmes émollients (749) sur les parties douloureuses ; bains tièdes (750 et suivants).

275. — Dans l'empoisonnement par les moules, par les poissons de mer : faire vomir par l'émétique (932). Après le vomissement, potion éthérée (695) et laudanisée (808) ; eau vinaigrée.

276. — Dans l'empoisonnement par morsure de vipère, faites une ligature au-dessus de la partie où est la plaie, faites saigner celle-ci en la ventousant (783). Lavez-la, puis cautérisez cette plaie avec un fer rouge ou avec le beurre d'antimoine, ou avec une allumette enflammée (773), puis donnez des tisanes sudorifiques (877 et suivants), et de l'ammoniaque liquide dans un verre d'eau sucrée (879).

277. — Dans l'empoisonnement par piqûres d'abeilles, de guêpes, de bourdons, des cousins, etc., extraire l'aiguillon, ventouser la plaie (783), frotter la partie piquée avec de l'eau vinaigrée, avec un mélange de deux parties d'huile d'amandes douces et d'une partie d'ammoniaque liquide, et à défaut, avec de l'urine. Ammoniaque liquide à l'intérieur dans de l'eau (879).

278. — Dans l'empoisonnement par morsure faite par un animal enragé (rage, hydrophobie), faites saigner la plaie en la ventousant (783), la laver avec de l'eau salée ou vinaigrée, avec de l'urine ; puis cautérisez avec un fer rouge et avec un acide tel que l'acide sulfurique, à défaut de beurre d'antimoine (773). A défaut de tous ces moyens, on aura recours à un instrument qui est dans les mains de tout le monde, à une allumette chimique enflammée ; on cautérisera ainsi provisoirement. Il ne faut pas attendre, pour agir ainsi, que les signes de la rage se développent ; il faut cautériser le plus près possible du moment de l'accident. Dans le doute si le chien qui a mordu est enragé ou non, il faut cautériser.

279. — **Endurcissement du tissu cellulaire** (1er degré).

280. — *Signes :* Agitation, Joues froides, Difficulté de téter, Cri étouffé, Froid de la peau, Sécheresse de la peau.

281. — *Traitement* : V. Endurcissement du tissu cellulaire (3e degré).

282. — Endurcissement du tissu cellulaire (2e degré).

283. — *Signes* : Aux signes du 1er degré, ajoutez : Coloration violette de la peau, Coloration rose de la peau, Taches rouges, violacées à la peau, disparaissant sous le doigt et laissant à nu une coloration jaune, Dureté de la peau.

284. — Endurcissement du tissu cellulaire (3e degré).

285. — *Signes* : Aux signes du 1er et du 2e degré, ajoutez : Suffocation imminente.

286. — *Traitement* : Il faut se hâter de prévenir le développement du 2e degré, lorsqu'on est témoin du 1er. Plus ce 2e degré arrive rapidement, moins il y a de chances de guérison. Bains émollients (751-752), bains aromatiques (859); envelopper l'enfant tout entier dans de l'ouate, et le garantir avec beaucoup de soin du contact de l'air froid.

C'est surtout chez les enfants nés de parents souffreteux, que cette maladie se développe. C'est une maladie des enfants pauvres. Raison de plus pour que le médecin se hâte de porter ses conseils à la pauvre mère.

287. — Engelures.

288. — *Signes* : Chaleur de la peau, Coloration violette de la peau, Démangeaison à la peau.

289. — *Traitement* : Pour prévenir les crevasses et les ulcères, il faut se hâter de laver les parties avec de l'eau froide, de la neige, à moins qu'il n'y ait chez l'enfant quelque indisposition qui ne permette pas ces refroidissements. Dans ce cas, les engelures seront lavées avec de l'eau-de-vie camphrée (687), ou avec de l'eau sédative (688). Il s'agit ici surtout des cas dans lesquels une vive démangeaison venant à s'exaspérer, l'enfant tombe dans une grande agitation ; il faut alors appliquer sur les engelures des cataplasmes (749) arrosés avec de l'eau blanche (710); on emploiera aussi un liniment fait avec du cérat et de la teinture de benjoin (864).

290. — **Entérite**. V. Inflammation d'intestin.

291. — **Entorses, Foulures.**

292. —*Traitement* : Plongez immédiatement la partie, si cela est possible, dans l'eau froide. Ensuite, compresses trempées d'eau fraîche, puis d'eau blanche (710), souvent renouvelées.

293. — **Épilepsie imminente des enfants à la mamelle** (1re forme).

294. — *Signes* : Agitation, Sommeil troublé, Sursauts, Tristesse, Face étonnée, Face changeante, Paupières gonflées, Yeux larmoyants, Yeux hagards, Interruptions en tétant.

295. — *Traitement* : V. Épilepsie (3e forme 299).

296. — **Épilepsie imminente** (2e forme).

297. — *Signes* : Aux signes de la 1re forme, moins ceux qui sont particuliers aux enfants à la mamelle, ajoutez : Douleur de tête, Vertiges, Sommeil troublé, Frayeurs nocturnes, Tristesse, Yeux hagards, Vue troublée, Tintements d'oreilles, cris aigus, Voix grêle, Bruits dans le ventre, Crampes dans les membres, Froid des extrémités.

298. — *Traitement* : V. Épilepsie (3e forme 299).

299. — **Épilepsie** (3e forme). Hystérie convulsive.

300 — *Signes* : Convulsions, Contorsions, Tête renversée en arrière, Face pâle, Face violette, Face altérée, Face convulsive, Contorsions de la face, Lèvres tremblantes, Grincement des dents, Écume à la bouche, Cou gonflé, Respiration bruyante, Cris aigus, Froid de la peau, Mouvements nerveux convulsifs des membres, Attaque subite.

301. — *Traitement* : Le pharmacien consulté pourra donner à l'enfant un mélange anti-spasmodique (702 et suivants).

L'Épilepsie a souvent pour cause soit une maladie, soit une disposition d'esprit qu'il faut chercher à découvrir pour la combattre ; tels sont : la Rétention du méconium ; un lait de mauvaise qualité, tel que celui d'une nourrice irritable ou agitée par des peines morales ; des aliments de mauvaise qualité ; l'action de matières étrangères dans l'estomac et dans les intestins ; une Indigestion, un Embarras gastrique, les Vers. Les vers sont une des principales causes de l'épilepsie sur lesquels il faut porter son attention. Ajoutons : La répercussion de certaines maladies de la peau, ou efforts de la nature pour produire à la peau une éruption qui s'établit difficilement. V. Éruptions rentrées ou non sorties (304-596). V. Signes avant-coureurs des Fièvres éruptives : Rougeole, Variole, Scarlatine, Efflorescences, Dartres, Gale, Croûtes laiteuses, Feux de dents, Ulcérations à la tête produites par des poux, Ulcères derrière les oreilles. Ajoutons : la suppression ou l'établissement difficile d'un écoulement, tel que Flux menstruel, Écoulement d'oreilles, Diarrhée, Suppression d'un vésicatoire. Il faut rappeler ou établir ces écoulements par des injections (801), par des vésicatoires (789), par des purgatifs (827), suivant les cas. Aux causes précédentes de l'Épilepsie, ajoutons encore : une Dentition orageuse, une constitution mauvaise, cachectique qui souvent prédispose à une affection du cerveau, telle que la Conges tion cérébrale, l'épuisement causé par l'Onanisme (habitude secrète et solitaire), la Faiblesse occasionnée par la croissance, 'application trop soutenue au travail, la colère, la frayeur, les réprimandes trop sévères, les mauvais traitements, les chagrins.

Si l'Épilepsie prend la forme de l'hystérie, par la sensation d'une boule qui remonte de l'estomac vers la gorge, chez une jeune fille dont la menstruation a déjà donné quelques indices d'un travail difficile, on fera le traitement suivant : Bains de pieds, sangsues à la vulve (856), potion anti-spasmodique (695 et suivants), position horizontale sur un lit, absence de toute pression par les vêtements ; surveiller les mouvements pour éviter les coups ; affusions froides sur la tête et au besoin sur les organes génitaux. Le médecin appelé pour porter remède au mal présent aura aussi à s'occuper de prévenir les récidives.

302.—Épistaxis. V. Hémorrhagie. Saignement de nez (380)

303.—Ergot de seigle. V. Empoisonnement (272).

304. — Éruptions rentrées ou **non sorties** : Du moment que l'on aperçoit une éruption quelle qu'elle soit, il faut avoir soin de ne pas exposer l'enfant au froid. Il en est de même lorsque l'on soupçonne que l'enfant pourrait être menacé d'une éruption. Voir les signes avant-coureurs des fièvres éruptives : Rougeole, Variole, Scarlatine. V. Efflorescences, Dartres, Gale, Croûtes laiteuses, Feux de dents, Ulcère derrière les oreilles. Il faut remplacer l'éruption ou en favoriser l'apparition par l'application de cataplasmes très-chauds (749), de sinapismes (781 et suivants), de vésicatoires volants (788) ; envelopper l'enfant nu dans une couverture de laine.

305. — Érysipèle des nouveau-nés.

306. — *Signes :* Coloration violette de la peau, Rougeurs érysipélateuses avec gonflement, soit au cou, soit à la figure, à la poitrine, aux mains, aux doigts.

306 (*bis*). — *Traitement :* V. Érysipèle dû à un coup de soleil (307). Les moyens sont les mêmes. Érysipèle syphilitique (309).

307. — Érysipèle dû à un coup de soleil.

308. — *Traitement :* Si l'inflammation de la peau est légère, on se bornera à faire de simples lotions avec de l'eau de son (751), de l'axonge fraîche, de l'eau blanche (710), avec le liquide oléo-calcaire (708), en même temps on donnera du bouillon aux herbes (769), des lavements laxatifs (828-830). S'il y a Constipation : limonade avec le sirop tartareux (721), demi-diète (792), bouillon, potage, lait. Si l'érysipèle est intense et qu'il y ait de la fièvre, surtout si l'érysipèle occupe la peau de la tête, on appliquera quelques sangsues sur la limite de l'inflammation (856); onctions sur l'inflammation avec l'onguent napolitain (798); faire vomir l'enfant avec l'ipécacuanha (931). Le médecin avisera à l'application des autres moyens que la science indique.

309. — Érysipèle syphilitique.

310. — *Signes :* Rougeur érysipélateuse syphilitique au visage, au nombril, aux parties sexuelles, aux reins.

311. — *Traitement* : On doit attendre, pour le confier entièrement au médecin.

312. — **Esquinancie.** V. Amygdalite.

313. — **Estomac.** V. Gastralgie ou Crampes d'estomac, Coliques.

314. — **Excroissances syphilitiques.**

315. — *Signes* : Tumeur aux parties génitales; tumeur à l'anus. V. Syphilis.

F

316. — **Face douloureuse.**

L'enfant a la face douloureuse, c'est-à-dire que sa lèvre supérieure se ride et se soulève à demi; que des rides se dessinent à la racine du nez et s'étendent au front; que les paupières se rapprochent et que des rides nombreuses se forment en dehors de l'œil vers la tempe ou se dessinent autour de l'œil.

Quelle que soit la nuance de ce *facies douloureux* que présente l'enfant, il y a maladie; il faut l'examiner d'après le programme (1).

317. — **Face grippée.**

Chez un enfant à la mamelle, vous observez que l'épanouissement des traits, expression du bien-être, est remplacé par la contraction des traits de la face; il y a de nombreuses rides au front; il y a rapprochement des sourcils que de nombreux sillons coupent de haut en bas; les extrémités des lèvres sont tirées en dehors vers les oreilles. Il faut examiner l'enfant (1).

318. — **Faiblesse des enfants.** (Il s'agit ici d'une faiblesse subite).

Traitement : Si l'enfant est à la mamelle, V. Faiblesse des nouveau-nés; Syncope. On donnera : Limonade vineuse (722), vin généreux (893), sirop de quinquina (910), sirop de raifort composé (anti-scorbutique) de Dorvault (910 bis); frictions sur le corps avec de l'eau-de-vie camphrée (687) ; lavements avec décoction de quinquina (886) ; cataplasmes chauds vinaigrés et demi-sinapismes (779 et suivants), promenés sur les membres inférieurs ; punch de l'hôpital des enfants (873). L'état de faiblesse habituelle est souvent le résultat du travail de la croissance. D'après M. Raspail : Alcool camphré (687) contre l'atonie ou faiblesse, Chocolat ferrugineux de Colmet.

319. — Faiblesse des nouveau-nés.

320. *Signes :* Face flétrie, Lèvres pâles, Difficulté de téter, Bave, Froid des extrémités.

321. — *Traitement :* Ces faiblesses ayant une marche rapide, il n'y a pas de temps à perdre. Faire saillir du lait dans la bouche de l'enfant ; frictionner l'épine du dos et le creux de l'estomac avec un liquide tonique (881) et stimulant (860-863-865) ; s'il y a Constipation, on donnera du sirop de chicorée (840). Le médecin doit-être appelé sans délai.

322. — Feux de dents.

323. — *Signes :* Éruption à la face, Éruption derrière les oreilles, Pommettes rouges.

324. — *Traitement :* Il ne faut pas faire disparaître brusquement ces éruptions. V. Dentition.

325. — Fièvre.

326. — *Signes :* Agitation, Face rouge, Yeux brillants, battement des artères au cou, Pouls fréquent avec chaleur et soif, Chaleur de la peau.

327.—*Traitement :* Diète, boissons délayantes acidulées (720), orge miellé (763). Il faut s'assurer, par l'examen fait au moyen du programme (1), si la fièvre dépend de l'état inflammatoire d'un organe en particulier, pour faire le traitement de cette inflammation. Si l'on ne découvre pas une telle maladie, et que la fièvre soit très-forte, on appliquera des sangues (856), soit à l'anus, soit aux chevilles, à moins qu'on n'ait à craindre l'invasion d'une éruption : Scarlatine, Rougeole, Variole. On traitera la Constipation, si elle existe. S'il y a Sécheresse de la peau,

Courbature, on donnera un bain général (750), après s'être assuré qu'on n'a pas à craindre une éruption. Bain sédatif de M. Raspail (753). Eau sédative (688).

328. — **Fièvre cérébrale** (Méningite) 1re forme. Inflammation du cerveau ou de ses enveloppes.

329. — *Signes :* Douleur de tête, Langueur, Tristesse.

330. — *Traitement :* Hâtez-vous de prévenir le développement de cette formidable maladie par le traitement (335).

331. — **Fièvre cérébrale** (Méningite) 2e forme.

332. — *Signes :* Douleur de tête, Assoupissement, Somnolence, Abattement, Vomissement subit, initial, Attaque subite.

S'il y avait douleur au creux de l'estomac à la pression, avec rougeur de la langue, on devrait croire plutôt à une gastrite. La Fièvre cérébrale, au début, peut aussi se confondre avec la Fièvre typhoïde, lorsqu'elle commence par un saignement de nez et sans vomissement initial.

332 *(bis)*. — *Traitement :* V. Fièvre cérébrale (3e forme).

333. — **Fièvre cérébrale** (Méningite) 3e forme.

334. — *Signes :* Douleur de tête, Plaintes, Délire, Assoupissement, Face douloureuse, Face convulsive, Froncement des sourcils, Yeux agités en divers sens, Grincement des dents, Mâchonnement, Respiration lente, Cris petits, aigus, Cris subits et perçants, Pouls fréquent avec chaleur et soif, Fièvre, Frisson suivi de chaleur.

Si les membres de l'enfant se *contractent* et qu'il y ait quelque part de la paralysie, on doit penser que le cerveau lui-même est enflammé. V. Fièvre cérébrale (Cérébrite) (336).

335. — *Traitement :* En attendant le médecin, dont la présence est ici nécessaire : Cataplasmes sinapisés sur les deux mollets (781); compresses d'eau froide et un peu vinaigrées sur le front; eau sédative (688); frictions avec l'onguent napolitain (798); lavements irritants (829), surtout s'il y a Constipation; appliquez promptement des sangsues aux chevilles (856), à moins qu'on ne soupçonne l'existence d'une fièvre typhoïde;

toutes les demi-heures, cinq centigrammes de calomel (845). S'il y a des mouvements convulsifs, on fera des frictions éthérées et camphrées (680 et suivants); pas d'antispasmodiques à l'intérieur; ils seraient nuisibles. On fera une ligature sur chaque jambe ou cuisse (787). Si la fièvre cérébrale vient après la disparition d'Ulcérations produites à la tête par les poux, ou par suite de la disparition de toute autre Éruption, on agira en conséquence (304-596).

336. — Fièvre cérébrale (Cérébrite) 4e forme.

337. — *Signes :* Aux symptômes de la fièvre cérébrale (Méningite), ajoutez : Contracture des membres, Paralysie partielle.

338. — *Traitement :* V. Fièvre cérébrale (Méningite) 3e forme (333).

339. — Fièvre intermittente pernicieuse.

340. — *Signes :* Accès périodiques précipités après une attaque subite, avec altération de plus en plus profonde des conditions de la vie à chaque accès. Ajoutons que l'on observe des phénomènes graves du côté du cerveau; qu'il y a diminution ou perte du mouvement et du sentiment, prostration des forces et insensibilité du pouls. Le danger augmente d'une manière effrayante à chaque accès.

341. — *Traitement :* Si dans la fièvre intermittente simple, on peut attendre le médecin, dans la fièvre intermittente pernicieuse, en quelque sorte foudroyante, en attendant le médecin, il faut agir sans retard et arrêter le cours de la maladie au moyen de l'héroïque remède, le sulfate de quinine, donné à dose plus élevée d'un quart ou du double que celle qu'on donne dans les fièvres intermittentes simples. L'accès se compose de trois stades : 1o de froid, 2o de chaleur, 3o de sueur.

Pendant le stade de froid, on couvrira suffisamment le malade et on lui donnera des boissons chaudes, émollientes (763) ou légèrement aromatiques (872). — Pendant le stade de chaleur, on remplacera les boissons chaudes par des boissons tempérées et acidules : limonade, orangeade, eau de groseille (720 et suivants);

compresses trempées dans de l'eau froide et appliquées sur le front, s'il y a douleur de tête. Alors aussi on diminuera progressivement le poids des couvertures. — Pendant le stade de sueur, on tiendra de nouveau le malade chaudement, et l'on reviendra aux boissons chaudes. L'accès terminé, on essuiera l'enfant avec des serviettes chaudes, et on changera le linge.

Le pharmacien consulté dans ce cas d'urgence, donnera le sulfate de quinine en deux doses : la première, quatre heures, et la seconde, deux heures environ avant le retour présumé du nouvel accès, quel que soit le type de la fièvre intermittente, soit qu'elle revienne tous les jours, soit qu'elle revienne le troisième ou le quatrième jour.

La difficulté de faire prendre aux enfants le sulfate de quinine en substance oblige à recourir au sirop de sulfate de quinine à doses fractionnées, de manière qu'un enfant de sept ans en prenne 60 grammes entre deux accès, ce qui équivaudra à deux décigrammes de sulfate de quinine en substance. On augmentera la dose d'un quart ou d'un tiers jusqu'à cessation de l'accès. On pourra aussi le donner en lavement (885-887).

342. — Fièvre ortiée. V. Urticaire.

343. — Fièvre putride. V. Fièvre typhoïde.

344. — Fièvre rouge. V. Roséole, Rougeole, Scarlatine.

345. — Fièvre typhoïde ou Putride (1re période).

Cette période est la seule que nous ayons à traiter ici, les autres périodes n'arrivant jamais avant la première.

346. — *Signes* : Douleur de tête, Assoupissement, Somnolence, Faiblesse, Abattement, Face altérée, Face hébétée, Saignement de nez, Parole lente, Sudamina ou globules semblables à des gouttelettes de sueur autour du cou, Sécheresse de la peau, Appétit nul, Envies de vomir, Douleur de ventre, Ventre ballonné, Gargouillement dans le ventre, Constipation, Dévoiement ; Coloration terreuse de la peau. La Fièvre typhoïde, au début, peut se confondre avec la Fièvre cérébrale, lorsqu'elle commence par un vomissement initial et sans épistaxis. C'est pour cette raison que cette maladie, qui permet d'attendre le médecin, demande cependant que l'on commence le traitement le plus tôt possible.

347. — *Traitement :* Boissons rafraîchissantes (720), cataplasmes émollients (749), lavements ; s'il y a Constipation, lavements laxatifs (755); s'il y a Diarrhée, boissons gommeuses(761), riz gommé (726), lavements d'amidon (754).

On se hâtera d'appeler le médecin afin qu'il avise à traiter cette grave et longue maladie dès le début, suivant le caractère inflammatoire, ou bilieux, ou nerveux, ou putride, ou cérébral, ou pneumonique de cette affection.

348. — **Filet** ou **Frein de la langue.**

Le frein de la langue paraissant trop court, il faut en prévenir le médecin ou la sage-femme.

349. — **Flatuosités.** V. Coliques venteuses.

350. — **Flux de ventre.** V. Diarrhée.

351. — **Foie.** V. Obstruction du foie.

352. — **Fondement.** V. Chute du rectum, du fondement.

353. — **Foulures.** V. Fractures.

354. — **Fractures** et **Foulures**, ou **Luxations.**

Si l'on soupçonne chez un enfant une ce ces graves blessures, on doit se borner, en attendant les soins du médecin, à placer l'enfant sur son lit, en plaçant le membre fracturé ou démis dans la position la moins douloureuse, et en le maintenant le mieux possible dans cette position, pour prévenir le gonflement et faciliter ainsi au médecin l'exploration de la partie malade ; on y entretiendra des compresses imbibées d'eau fraîche ou d'eau blanche (710); si le sang coule d'une plaie et qu'il y ait hémorrhagie abondante, on agira suivant les préceptes donnés. V. Plaie, Hémorrhagie (386).

G

355. — Gangrène de la bouche (charbon).

356. — *Signes :* Mal de bouche, Tache noire dans la bouche, Odeur fétide de la bouche, Odeur gangréneuse de la bouche.

357. — *Traitement :* V. Mal de bouche. Traitement de la gangrène de la bouche.

358. — Gastralgie. V. Coliques nerveuses.

359. — Gastrite aiguë légère ou Inflammation de l'estomac.

360. — *Signes :* Douleur de tête, Langue rouge, Gorge sèche, Soif, Pouls fréquent avec chaleur et soif (fièvre); Digestion troublée, Appétit nul, Renvois aigres, Envies de vomir, Douleur d'estomac, Sentiment de pesanteur à l'estomac, Douleur d'estomac augmentant par la pression, Mouvement fréquent de la main vers l'organe soupçonné malade.

361. — *Traitement :* Cataplasmes sur le creux de l'estomac, lavements laxatifs (828), diète, tisane d'orge (763), boissons gommeuses (761).

362. — Gastrite grave.

363. — *Signes :* Contorsions, Tortillements, Pommettes rouges avec visage pâle, Langue pointue, Langue rouge, Langue sèche, Chaleur brûlante au gosier, Chaleur de la peau, Sécheresse de la peau, Vomissements, Douleur d'estomac, Douleur subite d'estomac, Douleur d'estomac intolérable, Constipation, Selles nulles ou dures.

364. — *Traitement :* Comme il n'y a point péril imminent dans ce cas de gastrite même grave, on attendra le médecin, et ce ne sera que dans le cas où l'on ne pourrait recourir aux conseils d'un médecin que l'on agira. Aux moyens indiqués, V. Gastrite légère (361), on ajoutera des sangsues appliquées au creux

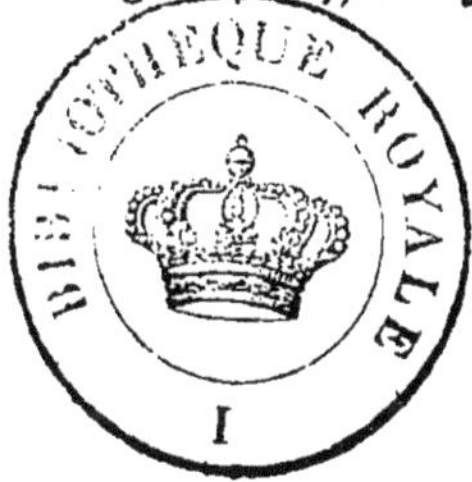

de l'estomac (856), à moins que l'on n'ait à craindre une Indigestion.

365. — Génitales (parties génitales). V. Bourses gonflées.

366. — Gerçures.

367. — *Signes :* Rougeurs aux plis de la peau.

368. — *Traitement :* Entretenir une grande propreté, laver les parties rouges et excoriées avec de l'eau fraîche ; les enduire avec du suif ou de l'axonge. Mieux vaut, quand il y a suintement des parties, les saupoudrer avec de l'amidon pulvérisé ou de la poudre de lycopode.

Les préparations de plomb, céruse ou autres, employées par les nourrices, doivent être sévèrement proscrites, car elles peuvent donner lieu à la colique des peintres, aux convulsions, à la paralysie.

369. — Gorge bouchée par un corps étranger. V. Corps étrangers.

370 — Gorge irritée. V. Amygdalite, Angine.

371. — Gosier. V. Corps étrangers, Amygdalite, Angine.

372. — Grincement habituel des dents pendant le sommeil.

Vous entendez votre enfant grincer des dents pendant son sommeil ; ne l'éveillez pas, mais assurez-vous que cet accident ne s'accompagne pas de convulsions ; lorsque vous n'observez pas de convulsions, si fréquemment que se renouvelle le grincement des dents pendant le sommeil de l'enfant, vous n'avez à craindre rien de fâcheux.

373. — Guêpes, Abeilles, Insectes. V. Empoisonnement (277).

H

374. — Haut-mal. V. Épilepsie.

375. — Hématémèse. V. Hémorrhagie, Vomissement de sang (383).

376. — Hémoptisie. V. Hémorrhagie, Crachement de sang (382).

377. — Hémorrhagie en général (perte de sang).

378. — *Traitement* : Toute hémorrhagie pouvant devenir plus ou moins dangereuse, demande que le médecin soit appelé. Si l'enfant est fort : repos, révulsifs ou dérivatifs (774) sur les membres inférieurs, et bains de pieds chauds et sinapisés (777), si l'hémorrhagie a son siége dans les parties supérieures du corps. Si elle vient des parties inférieures, bains des mains chauds et sinapisés (777), ventouses sèches (785), sangsues (856). Les ventouses sèches et les sangsues seront appliquées loin du siége de l'hémorrhagie, dans les parties supérieures du corps, si l'hémorrhagie est en bas ; dans les parties inférieures, si elle est en haut. Pas de sangsues si l'enfant est faible et délicat. Eau hémostatique (740), poudre hémostatique (711), oxycrat (720) sur le siége de l'hémorrhagie, glace pilée appliquée de la même manière, boissons froides et, au besoin, glacées; glace à l'intérieur, boissons astringentes, limonade (721), décoction de riz avec extrait de ratanhia (726), eau de Rabel (733), tisane au cachou (728), limonade sulfurique (723), alun dans de la conserve de roses (738). Si l'enfant est faible, délicat, à peau molle et blanche, ou si le nouveau-né est encore à la mamelle, il faut être très-circonspect sur l'application des sangsues et aviser au contraire à donner des toniques (880), sous peine de voir l'enfant tomber dans cet état auquel on a donné le nom de *pâles couleurs*. Dans ce cas les toniques seront donnés à l'intérieur et appliqués à l'extérieur. Compresses imbibées d'une décoction concentrée de quinquina sur le siége de l'hémorrhagie.

Pour les traitements spéciaux, V. Hémorrhagie du cordon ombilical (379), Saignement de nez (380), Crachement de sang (382), Vomissement de sang (383), Défécation de sang (385), Hémorrhagie par une plaie (386), Pissement de sang (384).

379. — Hémorrhagie ombilicale. Une quantité notable de sang sort par le cordon ombilical qui a été insuffisamment lié ou par l'ombilic mal cicatrisé. — Dans le premier cas, appliquer un nouveau fil pour lier le cordon ; dans le second cas, placer sur le nombril une petite compresse maintenue par une bande. Si l'hémorrhagie persiste, V. Hémorrhagie en général (377), appeler promptement le médecin.

380.—Saignement de nez, Epistaxis, V. Hémorrhagie en général (377); ajoutez comme traitement spécial ce qui suit: Si l'enfant est sanguin et fort, s'il a eu des douleurs de tête, cette saignée naturelle est utile. Il ne faut l'arrêter que si elle devient excessive. Si l'enfant est d'une constitution faible, tenez sa tête élevée, et faites tenir à l'enfant ses deux bras élevés au-dessus de sa tête. Si le saignement continue, appliquez sur le front des compresses froides ; faites avaler un peu d'eau vinaigrée froide. Si l'hémorrhagie est abondante et qu'elle se prolonge avec danger pour l'enfant, on introduira, du côté où elle a lieu, un morceau d'amadou roulé sur lui-même ou une petite éponge attachée à un fil dont on laissera tomber un bout en dehors pour retirer au besoin le tampon. Cet amadou ou cette éponge se gonflant, bouchera la narine et en fermera, en les comprimant, les ouvertures des vaisseaux béants qui fournissent le sang.

381. — Saignement des oreilles. Traitement analogue à celui du saignement du nez (380).

382. — Crachement de sang. Hémoptisie. V. Hémorrhagie générale. Ajoutez comme traitement spécial : Si, comme le fait remarquer M. Raspail, le crachement est causé par l'action de vapeurs acides ou par des excès, ce qui sera rare chez les enfants, on appliquera sur la poitrine des compresses imbibées d'eau sédative (688). Si au contraire il résulte de l'action de vapeurs alcalines ou ammoniacales, on appliquera des compresses imbibées d'alcool camphré et de quelques gouttes de vinaigre. Ajoutez : Rubéfiants (777) sur la poitrine, eau de riz gommée froide avec sirop de grande consoude (726), looch anti-hémorrhagique (743), nitre à haute dose (796), mêlé à de la conserve de roses; potion avec ratanhia (735), préparation opiacée (815).

383. — Vomissement de sang, Hématémèse. V. Hémorrhagie en général (377); ajoutez comme traitement spécial ce qui suit : Si l'enfant est fort, sangsues à l'anus ou aux chevilles (856), glace pilée sur l'estomac, vésicatoires volants (788) sur les extrémités et au creux de l'estomac; lavement à l'eau froide vinaigrée, ou avec une solution légère d'alun (712). V. Antihémorrhagiques (744). Si l'on soupçonne que le vomissement de sang provient de l'introduction d'une sangsue ou autre larve, avec de l'eau de mare ou de rivière, on ajoutera aux autres moyens une forte dissolution de sel, et au lieu de faire vomir par l'émétique, comme le conseille M. Raspail, ce qui serait dangereux, on fera vomir en titillant la luette avec les barbes d'une plume.

384. — Pissement de sang, Hématurie ou Hémorrhagie par les organes urinaires. V. Hémorrhagie en général (377).

385. — Défécation de sang, Mélena. V. Dyssenterie et Hémorrhagie en général (377). Ajoutez comme traitement spécial ce qui suit (il ne s'agit ici de cette maladie, qu'à l'état aigu) : Sept à huit sangsues à l'anus (856); si le sang est abondant, donnez des lavements émollients froids (754); demi ou quarts de lavements avec amidon (754); lavements aux blancs d'œufs (754); lavements avec laudanum (806); diète; eau de riz gommée avec quelques grammes de sirop de pavot blanc (804); décoction blanche de Sydenham (760); décoction blanche additionnée de diascordium (814).

386. — Hémorrhagie par une plaie.

387. — *Traitement :* On doit s'en tenir, en attendant les soins du médecin, à faire avec le doigt une compression près de la plaie, entre elle et le cœur, sans tenir compte de l'éloignement de cet organe, pour arrêter le sang dans le vaisseau qui le fournit, si c'est du sang rouge, vermeil, rutilant, bouillonnant, artériel, qui fait irruption; et au contraire, entre la plaie et l'extrémité du membre ou l'extrémité de la tête, lorsque la blessure existe vers cette partie du corps, si le sang qui s'échappe est d'un rouge foncé, de la couleur du sang des saignées ordinaires, c'est-à-dire veineux. V. Plaie et Coupure.

388. — **Hémorrhoïdes.** V. Chute du rectum.

389. — **Hernie inguinale**, ou **Hernie crurale**, ou **Sortie tardive du testicule.**

390. — *Signe* · Grosseur au-dessus du pli de l'aine ou à son niveau.

391. — *Traitement :* Si l'on avait la certitude que la tumeur observée est une hernie, on pourrait la comprimer pour la faire rentrer ; mais si l'on n'avait pas cette certitude, on s'exposerait, en agissant ainsi, à comprimer le testicule, si c'était à cet organe que l'on eût affaire. — Quand la tumeur est petite, il y a doute, et alors il faut s'abstenir de toute compression, et même de tout autre traitement, car la sortie tardive des testicules et la hernie demandent un traitement tout-à-fait opposé. En appliquant de l'eau froide pour empêcher la sortie de la hernie, on s'exposerait à empêcher la sortie du testicule, et en appliquant des cataplasmes pour favoriser la progression du testicule hors de l'anneau, on s'exposerait à favoriser la descente de la hernie; c'est assez dire qu'il faut en appeler au médecin. Quand, au contraire, la tumeur est déjà grosse, et qu'on la voit grossir de plus en plus, on est en présence d'une hernie inguinale, d'un *effort.* Il faut alors, en attendant l'intervention du médecin, chercher à faire rentrer la hernie, et si l'on n'y réussit pas facilement, et en quelque sorte du premier coup, on devra se borner à maintenir sur la tumeur des compresses imbibées d'eau froide.

392. — **Hernie ombilicale**, ou du nombril, Hernie ventrale.

Signes : Grosseur un peu au-dessus du nombril; grosseur au nombril.

393. — *Traitement :* Pour empêcher l'intestin de sortir, on appliquera sur la tumeur des rondelles d'amidon assez épaisses pour repousser l'intestin et qui seront elles-mêmes maintenues au moyen d'une bande de toile.

394. — Hoquet.

395. — *Traitement* : Il faut bien se garder de causer à l'enfant une surprise capable de l'effrayer, dans le but de faire cesser le Hoquet. On l'exposerait à contracter une maladie grave, telle que l'Épilepsie, etc. Mais on cherchera à détourner son attention en la fixant sur quelque objet; on cherchera surtout à le faire rire. Si le hoquet ne cède pas, on fera boire à l'enfant un peu de vinaigre dans de l'eau. Ce moyen ne pourrait pas être employé souvent; le médecin dans ce cas avisera. Le Hoquet peut avoir pour cause la présence des Vers.

396. — Hystérie. V. Épilepsie, 3e période. V. Épilepsie, traitement (301).

397. — Hydropisie de poitrine. V. Pleurésie.

398. — Hydrophobie. V. Empoisonnement (278).

I

399. — Iléus. V. Coliques de miséréré.

400. — Immobilité. V. ce mot au tableau des signes (15). Si l'enfant est immobile ou qu'il ne s'agite que peu, et qu'en même temps il pousse de petits cris perçants, songez surtout à une Fièvre cérébrale.

401. — Indigestion.

402. — *Signes* : Convulsions, Abattement, Immobilité générale, Face pâle, Cris nuls, Estomac gonflé, absence de Vomissements et de Selles, Vomissements non suivis de selles, Nourriture indigeste ou trop abondante prise récemment, Douleur d'estomac, Douleur d'estomac augmentant par la pression.

Il est très-facile, chez un enfant, de confondre une Indigestion avec une affection du cerveau, parce qu'à cet âge les maladies du cerveau ont souvent leur source dans la lésion des organes principaux de la digestion, et que l'indigestion de son côté s'accompagne de certains symptômes qui peuvent être les signes d'une Congestion cérébrale.

403. — *Traitement :* Faire vomir l'enfant en titillant la luette (930), à moins qu'il ne vomisse spontanément. Quelques gouttes d'eau de fleurs d'oranger dans un verre d'eau sucrée. Infusion de thé (699), de mélisse (869) pour calmer le spasme de l'estomac. S'il y a quelques signes d'une Congestion cérébrale, on la combattra, en ayant soin, s'il y a doute, de ne pas appliquer de ce traitement ce qui pourrait être dangereux en cas d'Indigestion, comme serait une application de sangsues. On laissera au médecin à juger cette question d'opportunité.

404. — Inflammation des amygdales. V. Amygdalite, Angine du pharynx, Angine couenneuse, Angine gangréneuse.

405. — Inflammation de la gorge. V. Amygdalite, Angine du pharynx, Angine couenneuse.

406. — Inflammation des paupières. Elle peut avoir pour cause le travail de la Dentition, la disparition trop rapide d'une Éruption, d'Ulcérations à la tête produites par les poux (304-596). V. Œdème des paupières, Ophthalmie.

407. — Inflammation de l'œil. V. Ophthalmie.

408. — Inflammation de la moelle de l'épine du dos.

409. — *Signes :* Convulsions, Faiblesse, Suffocation imminente, Douleur superficielle de la poitrine et du ventre, Fièvre peu marquée, Froid général, Point dorsal ou douleur déterminée sur le trajet de l'épine du dos par la pression avec les doigts, Vomissements, Constipation (Selles nulles ou dures), Selles involontaires, Rétention des urines, Incontinence des urines, Mouvements difficiles des membres, Engourdissement des membres, Engourdissement des pieds, Engourdissement des doigts, Contraction momentanée d'un membre, Paralysie des membres. Sensibilité diminuée. — Lorsque l'inflammation existe dans la partie de la moelle épinière qui correspond au cou, la paralysie existe aussi au cou, au dos et aux bras, soit d'un côté seulement, soit des deux côtés à la fois. Lorsque l'inflammation existe dans la partie correspondante à la région du dos, la paralysie affecte les muscles de la poitrine et du ventre. Au niveau des reins et au-dessous, l'inflammation détermine la paralysie des membres inférieurs, de la vessie, de la dernière partie de l'intestin. Cette maladie est rarement aiguë, elle est presque toujours chronique, et par conséquent reviendra dans notre livre dés *Maladies insidieuses* chez les enfants.

410. — *Traitement :* S'abstenir de tout traitement, à moins que la présence d'un médecin soit impossible : dans ce cas, on doit appliquer des sangsues au niveau du point de la moelle qui est le siége de l'inflammation (856). Cataplasmes laudanisés (805), bains (750), boissons mucilagineuses (762 et suiv.), repos, diète (792).

411. — Inflammation, ou **Fluxion de poitrine**, ou **Pneumonie**, 1re période.

412. — *Signes :* Lassitude, Face rouge, Soif, Toux, Pouls fréquent avec chaleur et soif (fièvre), Frisson initial.

413. — *Traitement :* La fluxion de poitrine n'étant pas encore déclarée, les efforts doivent tendre à en prévenir le développement. On agira, dans ce cas, par les moyens indiqués pour la seconde période (416), moins les sangsues, dont l'opportunité en ce cas ne peut avoir que le médecin pour juge.

414. — Inflammation, ou **Fluxion de poitrine**, ou **Pneumonie**, 2e période.

415. — *Signes :* Pommettes rouges, Soif, Respiration difficile, Respiration fréquente, Toux sèche, Crachats ayant la couleur de la rouille ou du jus de pruneaux (lorsque les enfants sont assez grands pour cracher), Point de côté, Pouls fréquent avec chaleur et soif (fièvre), Chaleur à la peau, Frisson initial, Sécheresse de la peau.

416. — *Traitement :* Dans ce cas, la maladie est formellement déclarée, et si le médecin n'arrive pas promptement, il faut agir : Cataplasmes chauds sur les mollets. Si le mal fait de rapides progrès, on appliquera des sangsues à l'anus (856), boissons émollientes (762), pectorales (816), julep expectorant (826. Si la maladie est survenue après un refroidissement subit de la peau, lorsque celle-ci était couverte de sueur, on excitera la transpiration au moyen de sudorifiques (875); s'il y a eu disparition d'une éruption (304 et 596), on cherchera à la rappeler ou à la remplacer par une irritation produite à la peau au moyen des rubifiants (777 et suiv.)

417. — Inflammation du foie.

418. — *Signes :* Agitation, Pouls fréquent avec chaleur et soif (fièvre), Douleur de ventre à droite au niveau du foie, Ventre resserré, Coloration jaune générale de la peau, Jaunisse.

419. —*Traitement :* Cataplasmes émollients (749) sur le foie. Si les accidents sont menaçants, sangsues à l'anus (856), Bain sédatif de M. Raspail (753).

420. — Inflammation d'intestin, 1re période.

421. — *Signes :* Tortillements, Face altérée, Renvois, Envies de vomir, Vomissements, Douleur de ventre subite, Douleur de ventre fixe, Douleur de ventre augmentant par la pression, Ventre gonflé, Gargouillement dans le ventre, Constipation (Selles nulles ou dures), Selles sanguinolentes.

422. — *Traitement :* Cataplasmes émollients légers ou flanelle imbibée d'eau émolliente sur le ventre, lavements émollients (754), diète (792); si le mal augmente, sangsues sur le ventre (856).

423. — Inflammation d'intestin, 2e période.

424. — *Signes :* Aux symptômes de la première période, ajoutez : Immobilité générale.

425. — *Traitement :* V. 1re période (422).

426. — Inflammation de la Vessie (Cystite), 2e degré, le seul que nous ayons à mentionner ici à cause de sa soudaineté.

427. — *Signes :* Chaleur de la peau, Sécheresse de la peau, Envies de vomir, Vomissements, Douleur de bas-ventre, Douleur dans toute la partie inférieure du petit bassin, Bas-ventre tendu, gonflé; Urines nulles, supprimées; Chaleur brûlante en urinant, Impossibilité de satisfaire le besoin d'uriner, fréquentes Envies d'uriner.

428. — *Traitement :* Cataplasmes émollients (749) sur le bas-ventre et onction avec un morceau de flanelle imbibée d'huile d'amandes douces camphrée (683), bains émollients (751-752), bain sédatif de M. Raspail (753), sangsues à l'anus (856); pour tisane, décoction de graine de lin coupée avec sirop d'orgeat (755) ou sirop de gomme; diète (792); consultez le plus tôt possible le médecin.

429. — Intestins.

Il est des affections des organes de la digestion (estomac et intestins), qui sont le résultat non de phlegmasies véritables, mais d'irritation particulière de ces organes, causée par la dentition et se traduisant par des vomissements, sans aucun des signes de la gastrite, ou par des diarrhées aqueuses, ou bien par de telles diarrhées avec des vomissements en même temps. V. Vomissements et Diarrhée simultanés.

430. — Insomnie des enfants.

Il faut chercher à connaître les symptômes qui l'accompagnent pour reconnaître la cause de l'insomnie. V. le programme d'examen (1).

431. — Ivraie. V. Empoisonnement (272).

432. — Ivresse. V. Empoisonnement (264).

J

433. — Jalousie.

La jalousie doit être considérée comme une maladie chez les enfants, lorsqu'elle altère la santé.

434. — *Traitement :* Il consiste à faire cesser les causes qui déterminent ce sentiment.

435. — **Jaunisse des nouveau-nés,** 1er degré (Ictère).

436. — *Signe :* Coloration jaune générale de la peau.

Lorsque le 2e ou le 3e jour après la naissance de l'enfant, la coloration rouge foncée naturelle est remplacée par une couleur jaune générale, il faut soupçonner l'invasion de quelque maladie et chercher, en suivant le programme d'examen (1), quelque symptôme qui fasse reconnaître cette maladie. V. le 2e degré (437).

437. — **Jaunisse des nouveau-nés,** 2e degré (Ictère.)

438. — *Signes :* Yeux jaunes, Pouls fréquent avec chaleur et soif (fièvre), Selles jaunes, noirâtres ou grises; Urines jaunes, colorant le linge en jaune; Coloration jaune générale de la peau.

439. — *Traitement :* Expulser le méconium, s'il est retenu dans l'intestin, au moyen d'un peu de sirop de chicorée (840), changer la nourrice si son lait est trop ancien pour le nourrisson. Si la jaunisse est venue à la suite d'un bain froid, on ranimera la transpiration par de légères frictions avec un morceau de flanelle et des lotions avec de l'eau-de-vie.

440. — **Javelle** (Eau de). V. Empoisonnement (262).

441. — **Joie** (Excès de joie, cause de Tremblement). V. ce mot.

442. — **Jusquiame** et fruits recueillis dans les champs. V. Empoisonnement (271).

L

443. — **Langue.** V. Filet de la langue.

444. — **Larynx bouché** par un corps étranger. V. Corps étranger.

445. — **Laurier cerise.** V. Empoisonnement (272).

446. — **Laurier rose.** V. Empoisonnement (272).

447. — **Lavage.** V. Injections (801).

448. — **Luette.** V. Chute de la luette.

449. — **Luxation.** Entorse. V. Fracture.

M

450. — **Malaise.**

Un enfant peut offrir des signes de maladie, sans avoir préalablement accusé du malaise. La soudaineté de certaines attaques, qui a motivé cet ouvrage, en est la preuve. Cependant, c'est par du malaise en général que les maladies commencent. C'est là le premier de tous les symptômes. Cet état consiste en une disposition générale de l'organisme, mal définie, qui n'accuse pas précisément telle ou telle maladie. L'enfant est maussade, il est irritable ou triste, abattu, et tombe dans l'assoupissement. Cette disposition se manifeste par des cris, par de l'agitation, par de l'inquiétude, et quelquefois par des soubresauts, par des mouvements convulsifs. Il faut chercher par un examen attentif, à l'aide du programme (1), quels sont les accidents qui peuvent donner lieu à ces divers états. On trouvera ainsi la cause du mal, soit dans la Piqûre d'une épingle qui blesse l'enfant (V. ce mot), ou quelque autre désordre dans les vêtements, soit la Rétention du méconium dans l'intestin, soit la Rétention des urines, soit le travail de la Dentition, soit la présence des Vers.

451. — **Mal caduc.** V. Épilepsie.

452. — **Mal de bouche.**

453. — *Signes* : Face altérée, Bouche rouge, Bouche douloureuse en tétant ou en buvant, Difficulté de téter, Impossibilité de téter, Douleur en tétant, Interruptions en tétant, Dif-

ficulté de boire, Parole mal articulée, Odeur fétide de l'haleine, Cris aigus.

Malheureusement, c'est toujours très-tard que l'on s'avise de chercher le mal dans l'intérieur de la bouche, ou que le hasard l'y fait découvrir. Souvent ces altérations ont déjà fait des progrès, quand on vient à en constater l'existence. Il faut alors se hâter d'agir en même temps qu'on appelle le médecin. Vous apercevez donc dans la bouche de l'enfant, sur divers points de cette cavité, des altérations que vous distinguez mal. Ces altérations sont ou des *Aphthes* (*Chancres*) de la bouche. V. Aphthes bénins, Aphthes malins; ou le Muguet, Blanchet, Millet; ou des Ulcères simples ; ou des Ulcères syphilitiques ou la Gangrène de la bouche. Indépendamment du traitement spécial de chacune de ces espèces d'affection de la bouche, on donnera le sirop de raifort composé, de Dorvault (antiscorbutique) (910 *bis*.)

451. — *Traitement des Aphthes* · On traitera de la manière suivante ces petits boutons blancs, ronds, appelés *malins* quand ils sont serrés: Collutoires acidulés (715), ou faits avec décoction d'orge perlé additionné de miel rosat, ou avec infusion de feuilles de ronces additionnée de sirop de mûres et de miel rosat (713). Les Aphthes bénins guérissent d'eux-mêmes en huit ou dix jours. S'ils se prolongent au delà de ce temps, malgré le traitement, il faut changer la nourrice ou réformer son régime, s'il y a lieu. Si au contraire la nourrice est dans de bonnes conditions, on préservera son mamelon en l'enduisant d'une substance mucilagineuse, après chaque fois que l'enfant aura tété.

Si les Aphthes ont un caractère de malignité, si l'enfant ne peut plus ou téter ou supporter dans la bouche le contact des aliments, il faut faire tout ce que nous venons de dire et, de plus, donner à l'enfant des lavements nourrissants (884). Ces Aphthes, ayant pour cause ordinairement l'Acidité des liquides de l'estomac, on fera le traitement de cette maladie. On fortifiera l'enfant en lui donnant du vin coupé avec de l'eau sucrée.

V. Faiblesse des nouveau-nés. Les Aphthes peuvent avoir aussi pour cause la Constipation, le travail fébrile de la Dentition.

455. — *Traitement des ulcères simples :* Il ne faut pas les confondre avec les Aphthes. On les touchera avec un liquide astringent (713).

456. — *Traitement des ulcères syphilitiques :* On les reconnaît à leur fond livide et au liquide grisâtre et presque noir qui suinte de leur surface. Ils ont d'ailleurs, ordinairement, pour cortége les autres accidents qui caractérisent la Syphilis chez les enfants. C'est là sans doute un cas de maladie insidieuse plutôt qu'un cas d'urgence; mais il devient un cas d'urgence, tant le mal ordinairement est avancé quand on le reconnaît. Il faut donc en hâter le traitement. V. Syphilis. Appelez promptement le médecin, à qui seul il appartient de traiter cette maladie d'infection.

457. — *Traitement du Muguet, Blanchet, Millet :* Cette altération consiste en plaques blanches, disséminées dans la bouche et qui peuvent, en se rapprochant les unes des autres, finir par ne plus former qu'une vaste plaque qui tapisse toute la bouche. C'est une maladie qui marche très-rapidement et qui demande de prompts secours lorsqu'elle est compliquée d'une Inflammation de l'estomac et des intestins, de Catarrhe, de Fluxion de poitrine; si l'enfant pousse des cris, des gémissements, on devra soupçonner une affection cérébrale. V. Programme d'examen (1). Si les plaques de muguet sont légères, il suffira d'un collutoire fait avec des plantes émollientes, du miel; si les croûtes sont épaisses et qu'elles couvrent tout l'intérieur de la bouche, on humectera souvent toutes les parties de la bouche avec une décoction mucilagineuse (762 et suivants), à laquelle on ajoutera un quart de la liqueur de Labarraque. On lavera souvent la bouche, soit avec de l'eau, soit avec les liquides mentionnés ci-dessus. V. Injections (801). Ne donner à téter à l'enfant qu'autant qu'il pourra prendre le sein. Décoction d'orge perlé (763).

458. — *Traitement de la gangrène de la bouche :* Laver la bouche avec une décoction de quinquina (881), lavements de quinquina (881), sirop de quinquina. Porter sur la partie malade un pinceau chargé d'un mélange à parties égales de décoction de quinquina et de la liqueur de Labarraque. Appeler très-promptement le médecin.

459. — **Mal de tête.** V. Douleur de tête.

460. — **Méconium** (Premières selles du nouveau-né). V. Rétention du Méconium.

461. — **Méléna.** V. Hémorrhagie, Défécation de sang (385).

462. — **Menstruation difficile.** V. Épilepsie 3e période, et Hystérie. Épilepsie, traitement (301). (La menstruation sera traitée dans l'hygiène.)

463. — **Mercure.** V. Empoisonnement (265).

464. — **Meurtrissure.** On remarque, sur une partie du corps de l'enfant, une teinte rouge, brunâtre, avec de l'enflure. V. Contusions.

465. — **Migraine.** V. Douleur de tête.

466. — **Miliaire.** 1re période.

467. — *Signes :* Abattement ; Défaillance ; Pouls fréquent avec chaleur et soif (fièvre) ; Démangeaison à la peau.

468. — *Traitement :* V. Miliaire, 3e période (476).

469. — **Miliaire.** 2e période.

470. — *Signes :* Aux signes de la 1re période, ajoutez : Globules semblables à des gouttes de sueur ; Taches rouges, globuleuses.

471. *Traitement :* V. Miliaire, 3e période (472).

472. — **Miliaire.** 3e période.

473. — *Signes :* Aux signes de la 1re et de la 2e période de la Miliaire (466 et 469), ajoutez : signes de Gastrite, signes de Fièvre cérébrale et les signes suivants : Inquiétude, Respiration difficile, Sentiment de resserrement dans la poitrine, Sueurs aigres, fétides.

474. — *Traitement :* Chaleur au lit, cataplasmes chauds aux pieds et sur les mollets (749) ; se mettre en garde contre les complications qui peuvent survenir : Gastrite, Fièvre cérébrale, etc.

475. — Millet. V. Muguet.

476. — Mort apparente.

477. — *Signes* : Immobilité générale, Insensibilité générale, Respiration nulle, suspendue, Battements du cœur à peine sensibles, Pâleur générale.

478. — *Traitement* : Ranimer l'enfant par des frictions excitantes faites sur la peau de tout le corps avec de l'eau-de-vie et une brosse ; de temps en temps passer sous le nez un flacon d'éther. Sinapismes aux pieds (782). Stimulants (858). Toniques (880). V. Faiblesse des nouveau-nés. V. Syncope.

479. — Moules. — V. Empoisonnement (275).

480. — Mouvements douloureux. Chercher dans le programme d'examen (1) le nom de la partie douloureuse : tête, oreilles, bouche, cou, poitrine, ventre, membres, etc.

481. — Muguet, Millet, Blanchet, appelés *chancre* dans les campagnes.

482. — *Signes* : Plaintes, Assoupissement, Somnolence, Mal de bouche, Bouche brûlante, Bouche sèche, Impossibilité de téter, Déglutition très-difficile, Soif ardente, Cris aigus, Pouls fréquent avec chaleur et soif (fièvre), Vomissement, Dévoiement, Selles verdâtres, Amaigrissement des membres.

483. — *Traitement* : V. Mal de bouche.

484. — Mutisme. Un enfant perd subitement l'usage de la parole. Cet accident peut avoir pour cause une Congestion cérébrale, l'action des Vers dans l'intestin, etc.

N

484 (*bis.*) — **Naissance.** Accidents au moment de la naissance. V. Asphyxie, Apoplexie.

La naissance de l'enfant peut être retardée par le cordon ombilical entortillé autour du cou. Si la femme accouche sans être assistée d'un médecin ou d'une sage-femme, et que l'enfant soit retenu au passage, la tête étant déjà sortie, regardez le cou de l'enfant, et si le cordon est entortillé autour du cou, hâtez-vous de couper le cordon avec des ciseaux ; puis, dès que l'enfant sera venu, voyez s'il ne présente pas quelques symptômes d'Asphyxie ou d'Apoplexie.

485. — **Nerfs.** Irritation nerveuse.

486. — *Traitement* : Anti-spasmodiques (678). Calmants (748). Cette irritation peut devenir la cause de quelque maladie. Il faut s'assurer, au moyen du programme d'examen (1), si déjà quelque maladie existe.

486 (*bis*). — **Nitrate d'argent.** V. Empoisonnement (266).

487. — **Noyade.** V. Asphyxie par submersion (74).

O

488. — **Obstruction du foie.**

489. — *Signes* : Insomnie, Face livide, Face jaune (jaunisse), Digestion lente, Appétit nul, Ventre gonflé à droite au niveau du foie, Ventre dur, non sonore ; Amaigrissement des membres.

490. — *Traitement* : Appliquer sur la partie correspondant au foie un cataplasme fait avec la pulpe de bryone.

491. — **Œdème des paupières.**

492. — *Signes* : Paupières gonflées, globuleuses, Paupières closes, Paupières transparentes, Yeux gonflés sans rougeur. Les deux paupières forment comme des globes.

493. — *Traitement* : Laver les paupières avec de l'eau de quinquina (881) et avec une solution d'alun (710).

494. — **Œil tourmenté** par un corps étranger. V. Corps étrangers.

495. — Ophthalmie, ou Inflammation de l'œil.

496. — *Traitement :* Quelle que soit l'affection des yeux que vous observiez chez un enfant, gardez-vous d'employer ces eaux et ces pommades qui courent les rues, dont les unes peuvent être bonnes, dont les autres sont mauvaises, et qu'il est toujours dangereux d'introduire dans un organe aussi précieux que celui de la vue, parce que vous ne savez pas s'ils conviennent au cas actuel. Combien d'aveugles ne doivent leur triste position qu'à des traitements aussi empiriques ! Contentez-vous de laver l'œil avec de l'eau pure et fraîche, sans craindre d'ouvrir les paupières pour y faire pénétrer l'eau, afin de les bien laver et d'en faire couler les matières qui pourraient y séjourner. Dans tous les cas, hâtez-vous d'appeler le médecin ; car, que l'inflammation des yeux soit simple ou qu'elle soit purulente, elle est toujours dangereuse ; elle peut en quelques heures rendre votre enfant aveugle. V. Injections (801). V. Pour les causes : Inflammation des paupières.

497. — Oppression.

498. *Signes :* — Respiration difficile, Toux sèche.

499. — *Traitement :* On attribue ordinairement cet état à un Rhume. Il est souvent le résultat du travail de la Dentition. Cette difficulté de respirer peut devenir la cause d'une Congestion cérébrale, ou bien d'une Fluxion de poitrine.

Si l'on ne peut attribuer la cause de l'Oppression à une maladie telle que l'Asphyxie, le Croup et surtout l'Emphysème pulmonaire, on donnera des pédiluves irritants (777-778), on appliquera des demi-sinapismes (781-782) ; lavements ; on donnera de l'air au malade.

Les parents devront se mettre en garde contre la possibilité de voir plus tard un Asthme se développer chez l'enfant à mesure qu'il grandira. C'est là ce que le médecin devra chercher à prévenir.

500. — Opium. V. Empoisonnement (270).

501. — Oreille bouchée par un corps étranger. V. Corps étrangers (190).

502. — Oreille, Douleur d'oreille survenue tout à-coup.

502 (*bis*). — *Traitement:* Placer dans chaque oreille du coton imbibé d'huile de lys ou de laudanum de Sydenham. Faire transpirer l'enfant au moyen de boissons chaudes.

503. — Oreilles malades par feux de dents. V. Feux de dents.

504. — Oreilles. Suppuration ou Écoulement des oreilles. La cause principale peut être le travail de la Dentition, une maladie intestinale : Gastrite, Inflammation des intestins.

505. — Oreilles. Corps étrangers dans l'oreille (190).

506. — *Traitement :* Quel que soit le corps étranger introduit dans l'oreille, injectez dans cet organe un peu d'huile; puis, avec votre bouche appliquée sur l'oreille de l'enfant, aspirez de manière à humer le corps étranger et à le faire passer ainsi au bord de votre bouche.

P

507. — Paralysie.

508. — *Signes :* Paralysie partielle; Face paralysée dans une moitié, et Bouche portée d'un côté; Parole perdue.

509. — *Traitement :* La Paralysie peut être due à une Congestion cérébrale, à une attaque d'Épilepsie, à un épuisement causé par l'Onanisme, à une Congestion de la Moelle épinière. Ici le médecin doit agir le plus tôt possible. S'il se faisait trop attendre, ou qu'on ne pût avoir de médecin, on donnerait le bain sédatif de M. Raspail (753).

510.—Paupières œdémateuses, V. (491), *enflammées* V. (406).

511. — Péritonite (1re période).

512. — *Signes :* Douleur de ventre (Tranchées, Coliques), Constipation (selles nulles ou dures).

Ces accidents en eux-mêmes sont peu de chose; mais lorsqu'on les observe, il faut se mettre en garde contre la Péritonite.

513. — *Traitement :* V. Péritonite (2e période) (516).

514. — **Péritonite** (2e période).

515. — *Signes :* Agitation, Soif, Respiration difficile, Respiration fréquente, Chaleur de la peau, Frisson initial, Sécheresse de la peau, Envies de vomir, Vomissements, Douleur de ventre subite, Douleurs déchirantes, continues du ventre; Douleurs de ventre au moindre toucher; Ventre ballonné, Constipation (selles nulles ou dures).

516. — *Traitement :* Bains tièdes, de la durée de deux à quatre heures (750), lavements émollients (754), frictions sur le ventre avec l'onguent napolitain à haute dose (798), limonade très-légère (720 et suiv.). La marche de cette maladie est rapide; il faut donc promptement appeler le médecin.

517. — **Perte de sang.** — V. Hémorrhagie.

518. — **Pharynx.** V. Angine du pharynx.

519. — **Phosphore.** V. Empoisonnement (269).

520. — **Pierre** ou **graviers dans la vessie.** Spasmes de la vessie.

521. — *Signes :* Cris aigus, Rétention subite des urines, Urines sortant à jet interrompu ou goutte à goutte, Efforts violents et douloureux pour uriner.

522. — *Traitement :* En attendant l'arrivée du médecin, mettez l'enfant dans un bain (750-751), et qu'il y reste plusieurs heures. Il boira en même temps de la décoction de graine de lin (765). Si l'enfant porte un vésicatoire, saupoudrez-en la surface avec de la poudre de camphre, qui aura pour but de calmer l'irritation produite sur la vessie par la poudre de cantharides.

523. — Pierre infernale ou **Nitrate d'argent.** V. Empoisonnement (266).

524. — Piqûres de sangsues. Une simple piqûre de sangsue qui continue de donner issue au sang peut faire périr un enfant par hémorrhagie. On applique de l'amadou ou de la poudre d'alun, ou une petite rondelle de cire molle sur la piqûre. Si ces moyens ne réussissent pas, il faut comprimer la piqûre avec le doigt jusqu'à l'arrivée du médecin. V. Hémorrhagie (377).

525. — Pissement de sang. V. Hémorrhagie (384).

526. — Plaie.

Rapprochez les parties, et maintenez-les rapprochées au moyen de bandelettes de diachylum, à moins que vous ne supposiez que la plaie contient des corps étrangers, comme des fragments de verre, etc. V. Coupure. S'il y a hémorrhagie, V. ce mot (384).

527. — Pleurésie, Hydropisie de poitrine au début.

528. — *Signes :* Frisson initial, Respiration douloureuse, Respiration courte, Toux, Toux sèche, Toux saccadée, Point de côté, Pouls fréquent avec chaleur et soif (Fièvre).

529. — *Traitement :* Cataplasmes sur le point douloureux (749), et sangsues au besoin (856); boissons sudorifiques (875).

530. — Pleurésie latente.

531. — *Signes :* Symptômes de la Pleurésie, moins le point de côté.

La Pleurésie latente s'observe surtout chez les enfants : elle est à ce titre une maladie *insidieuse.*

532. — *Traitement :* V. Pleurésie.

533. — Pleurodynie. (Rhumatisme des muscles de la poitrine.)

534. — *Signes :* Douleur ou point de côté augmentant par les mouvements du bras et par le toucher.

535. — *Traitement :* Sangsues (856) et cataplasmes sur le point douloureux (749).

536. — **Plomb.** Coliques de plomb ou saturnines. V. Empoisonnement (268).

537. — **Poissons de mer.** V. Empoisonnement (275).

538. — **Potasse.** V. Empoisonnement (263 *bis*).

539. — **Pourpre.** V. Scarlatine. V. Pourpre hémorrhagique.

540. — **Pourpre hémorrhagique.**

541. — *Signes :* Gencives saignantes, Froid à la peau, Pâleur générale, Taches rouges, violacées, ne disparaissant pas sous la pression faite avec le doigt; Taches rouges, violacées, rondes, à la peau; Exhalation de sang à la peau.

542. — *Traitement :* Lavez la bouche de l'enfant avec une décoction de quinquina (881), faites boire dans la journée un peu de bon vin, tel que ceux de Bagnols, de Bordeaux; donnez le matin trois ou quatre cuillerées de sirop de quinquina (910). Bain entier aromatique (859); bon bouillon, jus de viande, rôti, chocolat ferrugineux de Colmet. — Cet état peut être considéré comme analogue à la perte de sang par une Hémorrhagie. V. ce mot.

543. — **Pustules.** V. Ampoules.

R

544. — **Rage.** V. Empoisonnement (278)

545. — **Règles.** V. Menstruation.

546. — **Rétention du méconium.**

547. — *Signes :* Agitation, Insomnie, Assoupissement, Somnolence, Convulsions, Interruptions en tétant, Constipation (selles nulles), Anus resserré, Coloration jaune générale de la peau.

548. — *Traitement :* Faire boire à l'enfant le premier lait de la mère (*calostrum*), qui est purgatif pour l'enfant. Si l'enfant a une nourrice étrangère, celle-ci boira de l'eau d'orge (763) pour diminuer la consistance de son lait. On pourra donner à l'enfant de l'eau miellée, du petit lait édulcoré avec du miel (834 et suiv.). Si cela ne suffit pas, on donnera le sirop de chicorée (840), délayé dans de l'eau gommée (761), par cuillerée, tous les quarts d'heure, jusqu'à évacuation du méconium; bains, cataplasmes sur le ventre (749).

549 — Rétention d'urine.

550. — *Signes :* Agitation, Insomnie, Agitation la nuit, Convulsions, Face rouge, Cris aigus, Douleur au bas-ventre; Bas-ventre tendu, gonflé; Urines nulles, Urines sortant difficilement, Efforts violents, douloureux pour uriner.

551. — *Traitement :* Bains tièdes (750), cataplasmes émollients (749) sur le bas-ventre; bains prolongés (750). La nourrice de l'enfant boira de la décoction de graine de lin (565). Le médecin doit être promptement informé.

552. — Rhumatisme articulaire aigu (1er degré).

553. — *Signes :* Pouls fréquent avec chaleur et soif (Fièvre), Engourdissement dans les membres, Engourdissement et Raideur dans les articulations.

554. — *Traitement :* V. Rhumatisme articulaire aigu (2e degré (557).

555. — Rhumatisme articulaire aigu (2e degré).

556. — *Signes :* Immobilité générale, Douleur dans les articulations, Gonflement des articulations, Rougeur des articulations, Engourdissement et Raideur des articulations.

557. — *Traitement :* Un bain prolongé (750), surtout si la peau est plutôt sèche qu'humide; bain sédatif de M. Raspail (753), compresses ou cataplasmes laudanisés (805) sur les articulations malades; boissons diurétiques (793). La nécessité d'un traitement plus complet implique celle d'appeler promptement le médecin.

558. — Rhume de cerveau. Nez bouché, obstrué.

559. — *Signes :* Face violette, Paupières gonflées, Yeux rouges, Yeux humides, larmoyants; Nez gonflé, Éternuements,

Bouche béante, Difficulté de téter, Interruptions en tétant, Respiration difficile, Toux par quintes.

560. — *Traitement :* Entretenir les pieds constamment chauds (776); introduire un corps gras, beurre de cacao (756), suif, pommade de concombre, cérat simple, dans les narines, après les avoir lavées avec une décoction émolliente (765); suspendre l'allaitement pour faire boire à la cuiller; purger avec de la manne (842); s'il y a menace de Congestion cérébrale, agir en conséquence. Si l'écoulement du nez est mêlé de pus, il faudra soupçonner chez l'enfant l'existence de la Syphilis, surtout si, en même temps, on remarque d'autres signes de cette maladie. V. Syphilis.

561. — **Ris sardonique.**

562. — *Signes :* Ris continuel pendant le sommeil, Yeux tournés en haut.

563. — *Traitement :* Éviter de coucher l'enfant sur le dos, et le coucher sur l'un des côtés tour à tour; frotter le dos, l'estomac, le ventre avec de l'eau de Cologne (709); faire boire un peu d'eau sucrée avec quelques gouttes d'eau de fleurs d'oranger (694). Cet état est souvent l'effet du travail de la Dentition ou de Vents dans l'estomac. Consulter le médecin dans la crainte d'une maladie grave, dont le ris sardonique serait un signe avant-coureur.

564. — **Roséole**, avant l'éruption, ou 1re période.

565. — *Signes :* Agitation, Délire, Mouvements nerveux, Abattement; Sentiment d'irritation dans la gorge; Pouls fréquent avec chaleur et soif (fièvre), Frisson, Digestion troublée, Dévoiement.

566. — *Traitement :* Repos, température douce (775), sudorifiques (875), demi-diète (792).

567. — **Roséole**, 2e période.

568. — *Signes :* Symptômes de la roséole, 1re période (565), et ensuite Taches roses à la peau.

569. — *Traitement :* V. Roséole, 1re période (566).

570.—Rougeole avant l'éruption, ou 1re période.

571.—*Signes :* Douleurs de tête, Assoupissement, Lassitude, Paupières gonflées, Yeux humides, larmoyants ; Mal de gorge, Toux sèche, Pouls fréquent avec chaleur et soif (fièvre) ; Frisson, Douleurs dans le dos et dans les reins, Envies de vomir, Vomissements.

572. — *Traitement :* Infusion de mauve ou de violette (762) avec de la gomme fondue et sucrée ; sudorifiques (875) ; tenir l'enfant chaudement au lit (775), bains de pieds et de mains sinapisés (777) pour favoriser l'éruption, et cataplasmes chauds sur plusieurs parties du corps (780). Cataplasmes légers de farine de graine de lin autour du cou pour calmer le mal de gorge (749); éloigner les autres enfants.

573. — **Rougeole**, 2e période.

574. — *Signes :* Symptômes de la rougeole, 1re période (571) et ensuite Taches rouges à la peau.

575. — *Traitement :* V. Rougeole, 1re période (572).

576. — **Rougeurs syphilitiques.**

577. — *Signes :* Rougeurs érysipélateuses syphilitiques, Rougeurs cuivrées (cette éruption se montre dès la naissance). On peut attendre le médecin. V. Syphilis.

578. — **Rougeur générale**. Si au-delà de huit jours après la naissance, la coloration rouge foncée, naturelle à l'enfant nouveau-né, persiste, soupçonnez quelque maladie et prévenez le médecin.

579. —**Rue**, plante vénéneuse qui peut se trouver parmi les fruits que les enfants cueillent dans les champs. V. Empoisonnement (272).

S

580. - **Saignement de nez.** V. Hémorrhagie, Epistaxis (380).

581. — **Sangsues.** V. Piqûre de sangsues.

582. — Sardonique. V. Ris sardonique.

583. — Saturnines. Coliques de plomb. V. Empoisonnement par les préparations de plomb (268).

584. — Scarlatine. Avant l'éruption, ou 1re période.

585. — *Signes :* Douleurs de tête, Agitation, Délire, Assoupissement insurmontable, Mouvement nerveux, Faiblesse, Lassitude, Abattement ; Sentiment d'irritation dans la gorge, Pouls fréquent avec chaleur et soif (fièvre) ; Chaleur à la peau, Frisson, Sécheresse de la peau, Dégoût, Appétit nul, Envies de vomir, Vomissements, Constipation (selles nulles ou dures).

586. — *Traitement :* V. Rougeole, 1re période ; traitement (572).

587. — Scarlatine. 2e période.

Symptômes de la scarlatine, 1re période (585), et ensuite :

588. — *Signes :* Chaleur de la peau, Teinte rouge écarlate de la peau, Démangeaison à la peau.

589. — *Traitement :* V. Rougeole, 1re période ; traitement (572).

590. — Seigle ergoté.

L'enfant, à la naissance, peut être empoisonné par cette substance, lorsqu'il en a été administré à la mère, en trop grande quantité. V. Empoisonnement (272).

591. — Spasme de la poitrine. V. Asthme aigu de Millar.

592. — Spasme des conduits de la bile.

593. — *Signes :* Convulsions, Estomac resserré, Envies de vomir, Vomissements, Douleur de ventre (tranchées, coliques) ; Selles verdâtres, Urines rares, Coloration jaune générale subite.

594. — *Traitement :* Bains tièdes (750), cataplasmes (749) sur le côté droit du ventre ; lavement avec la décoction d'un quart de tête de pavot (804). Voir si l'irritation nerveuse et les convulsions ne sont pas causées par l'Acidité des liquides de l'estomac. Le traitement de cette maladie, pour être bien fait, demande que le médecin voie le malade aussitôt que possible.

595. — Spasme de la vessie. V. Pierre ou gravier dans la vessie.

596. — Suppressions brusques suivies d'accidents.

Lorsque l'on s'aperçoit de la disparition subite d'une éruption ou de toute autre espèce de maladie : Dartres, Gale, Feux de dents, Croûtes laiteuses des enfants, Rougeole, Scarlatine, Ulcérations produites à la tête par les poux, Ulcères des oreilles, Écoulement des oreilles, Rhume de cerveau, Vésicatoire, Plaie, Suppression du flux menstruel.

Se mettre sur ses gardes contre une maladie que pourraient amener de telles suppressions.

On cherchera à rappeler la maladie supprimée ou à exciter à la peau, pour la remplacer, une irritation plus ou moins étendue, suivant la maladie supprimée, et voisine de la partie où existait la maladie primitive, au moyen des dérivatifs (774). S'il s'agit d'un écoulement ou flux supprimé, on le rétablira ou on le remplacera suivant le cas, par des injections (801), des dérivatifs (775), des purgatifs (827).

597. — Syncope des enfants. Signes avant-coureurs:

598. — *Signes :* Langueur, Efforts pour se mouvoir, Face convulsive, Vue troublée, Bourdonnements ou tintements d'oreilles, Sifflements d'oreilles; Parole mal articulée, Gêne du côté du cœur, Envies de vomir.

599. — *Traitement :* La cause ordinaire de la syncope chez les enfants est l'Embarras de l'estomac; il faut faire avaler à l'enfant de l'eau tiède et chercher à le faire vomir en titillant la luette (930). Délier les vêtements, jeter de l'eau froide au visage; exciter les narines avec du vinaigre, avec de l'éther, de l'eau de Cologne. Laver les tempes avec la même eau ou de l'eau de mélisse, frictionner le creux de l'estomac avec des linges chauds. Frictions sur les membres avec l'huile camphrée (681). Lavements irritants (828 et suivants). Lorsque la connaissance commence à revenir, il faut faire prendre une goutte d'éther sur du sucre. V. Faiblesse des nouveau-nés.

600. — Syncope subite des enfants.

601. — *Signes :* Convulsions passagères, Immobilité générale, Insensibilité générale, Respiration nulle, suspendue ; Battements du cœur à peine sensibles, Froid de la peau, Sueur froide, Pâleur générale, Attaque subite.

602. — *Traitement :* V. Syncope, signes avant-coureurs. V. Mort apparente. V. Faiblesse.

603. — Syphilis.

604. — *Signes :* Face altérée, Face flétrie, Yeux enflammés, Yeux enflammés et purulents ; Mal de bouche, Difficulté de téter, Cri faible, Froid général, Rougeurs érysipélateuses, cuivrées (au visage, à la bouche, au nombril, aux parties sexuelles, aux reins) ; Tumeurs suppurantes de mauvais aspect (au dos, aux reins, aux fesses, aux épaules) ; Ulcères à fond grisâtre, à bords irréguliers et renversés (aux aisselles, aux aines, au nombril, aux environs de l'anus, aux chevilles, aux talons, aux parties sexuelles).

605. — *Traitement :* La maladie vénérienne fait ordinairement des progrès très-rapides chez les nouveau-nés, et cela surtout parce qu'on ne porte pas assez promptement remède au mal dont on ignore la nature ou la véritable cause. Le médecin seul est juge en pareille circonstance, et il faut se hâter d'en appeler à lui. V. Boutons de couleur cuivrée. V. Rougeurs érysipélateuses à la peau. V. Tumeurs purulentes, etc.

T

606. — Tabac. V. Empoisonnement (272).

607. — Tétanos général ou partiel, convulsions tétaniques.

608. — *Signes :* Immobilité rigide générale, Raideur partielle, Contracture des membres.

On appelle le tétanos *tonique*, lorsqu'il affecte le corps tout entier.

Lorsqu'il affecte la partie antérieure du corps, il courbe le corps en avant; si c'est la partie postérieure ou latérale qui est affectée, le corps est renversé en arrière ou sur l'un des côtés. Il peut se borner aux mâchoires, et celles-ci se serreront fortement l'une contre l'autre.

609.—*Traitement* : Un pharmacien consulté pour cette grave maladie, en l'absence du médecin, choisira quelques-uns des moyens suivants : Antispasmodiques (678), sirop diacode (810), opium à haute dose en cas de nécessité absolue (813), infusion de rhubarbe (844), huile d'amandes douces (846), calomel (845), frictions mercurielles (798), fumigations aromatiques (860). Les bains froids et les bains chauds (750) ont été tour à tour recommandés. Le tétanos peut être causé par les Vers.

610. — Torticolis.

611. — *Signe :* Douleur du cou inclinant la tête de côté.

612. — *Traitement :* Cataplasmes chauds (749) et frictions avec du laudanum (805) sur la partie douloureuse.

613. — Toux.

Si la *toux* a quelque chose d'extraordinaire, si le son de la toux a quelque chose de caverneux, si elle ressemble à une toux de chien, si le son de voix dans la toux ressemble au chant d'un jeune coq, c'est la *toux croupale*. V. Cri croupal (206); V. Croup.

Si la *toux* a un son *stomacal*, voyez par le programme d'examen si l'enfant présente quelques symptômes du côté de l'estomac (9).

Si la *toux* n'a rien d'extraordinaire, qu'elle soit sèche ou catarrhale, purgez l'enfant avec de la manne. La toux, quoique symptôme très-fréquent, ne doit jamais être négligée. Il faut appeler le médecin pour qu'il juge si elle n'est pas le premier signe d'une maladie grave. De même que la toux peut être causée par des accidents du côté de l'estomac, de même elle peut avoir pour cause la Dentition, la présence des Vers. Dans ce dernier cas, c'est avec le calomel qu'il faudra purger l'enfant (845).

614. — Tremblement.

Il ne s'agit pas ici de la Chorée ou Danse de Saint-Guy, telle qu'elle se présente ordinairement, ne saisissant pas soudainement le malade ; il s'agit de ces tremblements subits qui peuvent laisser après eux un tremblement continu. Il faut de suite chercher la cause du tremblement ; les causes ordinaires sont : un excès de Joie ; dans ce cas, il faut chercher par tous les moyens possibles à changer la disposition d'esprit de l'enfant ; un accès de Colère, une Frayeur, l'abus de l'Opium. V. Empoisonnement (270), l'abus du Café, l'abus des liqueurs alcooliques ou Ivresse (264), l'Onanisme, la Faiblesse, les Vers, le Mercure, V. Empoisonnement (265). V. Convulsions.

U

615. — Ulcères syphilitiques. V. Syphilis.

616. — Urines. V. Rétention d'urine.

617. — Urticaire, ou Fièvre ortiée.

618. — *Signes :* Pouls fréquent avec chaleur et soif (Fièvre); Taches rouges à la peau ; Boutons ressemblant à des piqûres d'orties ; Démangeaison à la peau.

619. — *Traitement :* Entretenir la chaleur à la peau (775), boisson diaphorétique (875). Si cette Éruption venait à rentrer, il faudrait, en vue des dangers qui accompagnent les rétrocessions, se hâter de la rappeler par des bains tièdes (750). V. Suppressions brusques (596), V. Éruptions rentrées (304).

V

620. — Vaccine. La vaccination est une circonstance trop bien prévue en médecine pour que nous ayons à en parler ici.

Cependant, si au moment où l'enfant vient d'être vacciné, des accidents surviennent qui vous donnent quelque inquiétude, soyez attentif à la Dentition, dont le travail pourrait entraver la marche du vaccin. Il y a toujours inopportunité à vacciner un enfant pendant le travail de la Dentition, à moins qu'il n'existe une épidémie dangereuse de Variole.

L'époque préférable pour inoculer aux enfants le préservatif de la variole est celle de quatre mois environ, c'est-à-dire ni pendant l'époque orageuse de la dentition, ni pendant les trois premiers mois, où la vie encore incertaine est si fragile et où d'ailleurs la variole s'observe rarement. Songez aussi à l'imminence d'une maladie éruptive dont le vaccin pourrait avoir entravé l'éruption.

Dans ce livre d'utile propagande, qu'il me soit permis d'ajouter un mot à ce que je viens de dire de la vaccination.

Cette précieuse découverte n'a point encore en France atteint son but. Le nombre des sujets vaccinés est presque toujours resté au-dessous du nombre des naissances.

Quelles sont les causes auxquelles il faut attribuer ce défaut de propagation universelle de la bienfaisante découverte du vaccin? Ces causes sont de deux ordres : 1° la négligence avec laquelle, dans les mairies des campagnes surtout, les officiers de l'état-civil secondent les efforts des médecins, qui, découragés, finissent par ne plus montrer le même zèle ; 2° par les dispositions d'esprit dans lesquelles se trouvent certaines populations. La confiance dans le vaccin n'est point assez grande pour qu'elle soit devenue générale; le bien se fait si difficilement et si lentement! Et, il faut le dire, cela vient de ce que l'on redoute presque autant la variole après avoir été vacciné que si l'on ne se trouvait pas dans cette condition d'immunité. Une chose bonne en elle-même est venue encore ébranler la confiance: c'est la pensée des revaccinations. Que le public se rassure: la variole n'atteint les personnes vaccinées que lorsque le vaccin n'a pas été inoculé suivant toutes les conditions prescrites par la science, pour obtenir le bienfait d'une réelle immunité; en d'autres termes, lorsque l'inoculation, au lieu d'être pratiquée avec tout le soin que cette opération exige, est faite avec précipitation, avec indifférence. « Le virus vaccin est toujours puissant, dit M. Munaret; le mode de propagation seulement est fautif, défectueux, inefficace. » Les médecins les plus graves et les plus attentionnés ont attesté que, dans leur pratique de dix, vingt, trente ans, pas un seul cas de variole ne s'est offert à eux parmi les personnes qu'ils avaient vaccinées.

621.— **Variole, Varicelle**,— 1re période ou avant l'éruption.

622. — *Signes :* Douleur de tête ; Convulsions ; Lassitude ; Face rouge ; Yeux rouges ; Yeux humides, larmoyants ; Irritation dans la gorge ; Pouls fréquent avec chaleur et soif (fièvre) ; Chaleur à la peau ; Frisson ; Douleur au dos et aux reins ; Envies de vomir ; Vomissements.

622 (*bis*). — *Traitement :* Chaleur (775) et boissons chaudes sudorifiques (875). V. Variole confluente (628).

623. — **Variole, Varicelle**. 2e période (éruption).

624. — *Signes :* Aux signes de la 1re période, ajoutez : petits Boutons ayant un point noir au centre (à la face, au cou, à la poitrine).

625. — *Traitement :* Chaleur (775) et boissons chaudes sudorifiques (875). V. Variole confluente (628).

626. — **Variole grave** ou **confluente**. — 1er degré.

627.— *Signes :* Aux signes de la Variole ou Varicelle 1er degré, ajoutez : Délire, Inquiétude, Anxiété ; Soif ardente ; Fièvre violente.

628. — *Traitement :* Chaleur (775) ; boissons chaudes sudorifiques (875). S'il y a Constipation de plusieurs jours, on donnera des lavements émollients (754) ; on éloignera du petit malade tous les enfants et toute personne non vaccinée.

629. — **Vents**. V. Coliques venteuses.

630. — **Verre pilé**. Fragments de verre. V. Empoisonnement (269 *bis*).

631. — Vers lombricoïdes ou gros vers.

632. — *Signes :* Agitation la nuit; Paupières entr'ouvertes pendant le sommeil; Yeux cernés; Yeux humides, larmoyants; Yeux ternes; Prunelle de l'œil grande; Narines couvertes d'une poussière grisâtre; Démangeaison du nez et de l'anus; Salive abondante; Soif ardente; Digestion troublée, mauvaise; Appétit nul; Appétit exagéré; Appétit bizarre, capricieux; Renvois; Envies de vomir; Vers vomis; Douleur d'estomac; Douleur de ventre (tranchées, coliques); Douleur de ventre comparée à une piqûre; Ventre gonflé; Ventre ballonné; Constipation (selles dures ou molles); Dévoiement; Vers rendus par les selles; Urines claires; Pâleur générale.

633. — *Traitement* : Vermifuges (920); s'il y a des Convulsions, on donnera les antispasmodiques (678). D'après les conseils utiles de M. Raspail, on donnera 25 centigrammes de camphre dans du bouillon aux herbes; Lavement vermifuge de M. Raspail (922). Dans le cas où la présence bien constatée des vers, vampires de nos intestins, comme dit M. Raspail, donneraient lieu à des accidents redoutables, nous conseillerions la potion vermifuge de M. Raspail (928). On appliquera sur le ventre un cataplasme rendu ammoniacal et camphré au moyen d'une grande quantité d'eau sédative (688).

634. — Vers ascarides, ou Vers très-petits.

635. — *Signes* : Symptômes de la présence des Vers; vive Démangeaison à l'anus et aux parties génitales (dans l'intérieur même des parties génitales chez les petites filles).

636. — *Traitement* : Lavements et injections légères à l'entrée des parties génitales avec de l'eau froide et salée. Faire des frictions avec l'onguent napolitain (798). V. Vers lombricoïdes, traitement (633).

637. — Ver solitaire, ou Ténia.

638. — *Signes* : Face amaigrie; Salive abondante; Appétit exagéré avec amaigrissement; Appétit bizarre, capricieux; Douleur de ventre comparée à un pincement ; Douleur déchirante de ventre.

639. — *Traitement* : Si l'enfant est pris de douleurs excessives et insupportables, donnez à boire à l'enfant pour le soulager, en attendant le médecin, et si rien ne s'y oppose, comme une inflammation d'instestin, etc., de l'eau froide et même à la glace. Pendant ce temps, faites une décoction d'écorce fraîche de racines de grenadier (925). V. Vers lombricoïdes, traitement (633).

640. — **Vipère**. V. Empoisonnement (276).

641. — **Vents**. V. Coliques venteuses.

642. — **Vessie**. V. Inflammation de vessie (426). V. Pierre dans la vesssie, ou Spasme de la vessie.

643. — **Voix croupale**. V. Cri croupal (206), Toux croupale (613), Croup.

644. — **Vomissement.**

Le vomissement peut être l'effet du superflu de la nourriture dont l'estomac se débarrasse. Il faut, dans ce cas, diminuer la quantité des aliments ; même du lait, si l'enfant tète. On reconnaîtra ce vomissement à l'absence d'efforts, d'acidité et de maigreur, accidents qui ne font point défaut lorsque le vomissement est symptôme d'une maladie. Dans ce cas, le vomissement résulte du trop plein absolu. Il peut résulter du trop plein relatif, c'est-à-dire d'une quantité ordinaire d'aliments, mais en disproportion avec la susceptibilité de l'estomac. Dans ce cas : les toniques amers (899 et suiv.) ; emplâtre de thériaque (803) sur le creux de l'estomac ; diminuer la nourriture ; Antivomitifs (705).

Le vomissement est rarement ainsi dégagé de toute menace de maladie. Il a le plus ordinairement pour cause soit la grande Acidité des sucs de l'estomac, soit l'abus d'une nourriture indigeste, telle que pâtisserie, viandes trop grasses : dans ce cas, il y a Indigestion ; soit une Gastrite, soit l'Inflammation d'intestin, soit la Constipation, soit la Péritonite, soit le Choléra, soit le Vomissement et Diarrhée simultanés, soit la Fièvre typhoïde, soit les Coliques de miséréré, soit les Hernies, soit l'Empoisonnement par des préparations de Cuivre, etc., V. Empoisonnement (265), soit les Vers, soit l'Asphyxie par la vapeur de charbon (73), soit une Éruption rentrée ou difficile (304), ou une Oppression brusque (596), soit une Affection du cerveau, dont le Vomissement peut marquer le début, V. Congestion cérébrale; Fièvre cérébrale. V. comme cause de la plupart de ces maladies, la Dentition. V. pour plus ample instruction, dans le tableau des signes, le mot Vomissement (23). Cette énumération des maladies dont le vomissement peut être l'indice, indique assez que le médecin ne saurait être assez tôt consulté.

645. — Vomissement et Diarrhée simultanés. V. Diarrhée et Vomissement simultanés.

646. — Vésicatoires. Leur action douloureuse sur la vessie. V. Empoisonnement (274).

INSTRUCTION

Sur les moyens d'application des Traitements recommandés dans ce traité, et Formules des Médicaments.

Ici nous entrons dans l'*office* de la médecine maternelle.

647. — Liniments. On s'en sert pour les frictions. On les compose avec une huile grasse à laquelle on mélange le médicament recommandé, le laudanum, par exemple.

648. — Injections. Pour les injections, on se munira d'une seringue armée d'une canule dont l'extrémité aura la forme d'une olive et sera percée de trous (V. 801).

649. — Lavements. Tout lavement donné pour administrer

une substance active doit être précédé d'un lavement simple, pour débarrasser l'intestin.

650. — GARGARISMES. Les gargarismes sont ordinairement préparés par le pharmacien. Au besoin on peut les préparer soi-même, car il s'agit toujours ou de l'infusion ou de la décoction d'une substance à laquelle on ajoute un médicament que l'on y dissout.

651. — COLLUTOIRES. Ce sont des liquides épais composés avec un sirop ou du miel auquel on incorpore un médicament.

Lorsque l'enfant n'est pas assez grand pour savoir se gargariser, on fait un petit pinceau avec de la charpie ou avec un petit morceau d'éponge fine que l'on fixe solidement à l'extrémité d'une petite tige de bois, et que l'on trempe dans le liquide pour le porter sur les parties malades de la bouche. On doit toujours avoir une provision de ce genre de pinceaux.

652. — TISANES. Les tisanes se préparent, par décoction, en soumettant les parties médicamenteuses à l'action prolongée de l'eau bouillante (d'un quart d'heure à trois quarts d'heure); par infusion, en versant de l'eau bouillante sur les médicaments.

On fait bouillir les racines et les tiges, tandis qu'on fait infuser les feuilles et les fleurs.

653. — ÉMULSIONS. Une émulsion peut être instantanément préparée avec : huile d'amandes douces, 8 gr.; — sirop de gomme ou sucre en poudre, 30 gr. — Mélangez dans un vase avec un pilon, et ajoutez : liquide, 120 gr.

On ne doit jamais mélanger un acide, un astringent avec une émulsion; elle se coagulerait comme du lait.

654. — LOOCHS. Quand on ne peut pas se procurer un looch préparé par le pharmacien, on peut le remplacer par une émulsion (653).

655. — POTIONS. On peut improviser une potion avec une infusion ou une décoction du médicament que l'on veut donner, à laquelle on ajoute du sirop. Le sirop, dans ce cas, sera aussi celui de la substance que l'on veut donner.

656. — TEINTURES ALCOOLIQUES. Elles se conservent très-bien, et par conséquent doivent entrer dans la pharmacie des mères de famille. Avec ces teintures, il est facile, d'après un mode de préparation proposé par M. Béral, d'administrer le médicament qu'elles représentent. On imbibe du sucre avec la teinture, on réduit ce sucre en poudre; on a ainsi une poudre médicamenteuse que l'on peut prendre en cet état ou dissoute dans un liquide.

657. — EAU-DE-VIE CAMPHRÉE.

M. Raspail indique la manière suivante d'obtenir l'eau-de-vie camphrée :

Déposer le camphre en grumeaux dans le vase qui contient l'eau-de-vie, et le tenir bien bouché. On agite de temps à autre : l'eau-de-vie est saturée de camphre quand, au bout d'un quart d'heure, on voit qu'il en reste encore en grumeaux au fond du vase; la dissolution sera d'autant plus rapidement effectuée que la température sera plus élevée. On décante alors l'eau-de-vie; c'est-à-dire que l'on verse l'eau-de-vie dans un autre vase, de manière à retenir le dépôt dans le premier vase.

658. — ALCOOL CAMPHRÉ.

Formule de M. Raspail :

Faire dissoudre du camphre dans l'alcool à 40 ou 44°, jusqu'à ce que le liquide ne marque plus que 30° à l'aréomètre Baumé.

Formule : alcool à 40 ou 44°, 500 gr. ou 1 liv.; — camphre, 150 gr. ou 5 onces.

659. — EAU SÉDATIVE.

Formule de M. Raspail :

Nous ne mentionnons ici pour les enfants que la formule moyenne.

Ammoniaque liquide à 22°, 80 gr.; — alcool camphré (658), 10 gr.; — sel de cuisine, 60 gr.; — eau ordinaire, 1 litre.

D'un côté, on verse l'alcool camphré dans l'ammoniaque liquide; on bouche avec soin, on agite le flacon, et on laisse reposer un instant le mélange; d'un autre côté, on fait fondre le sel de cuisine dans la quantité voulue d'eau ordinaire, en ayant la précaution d'y verser quelques gouttes d'ammoniaque liquide. On laisse déposer les impuretés du sel, et quand l'eau est devenue limpide, on décante doucement; on verse vivement ensuite l'ammoniaque camphré, on bouche et l'on agite. On conserve cette eau bien bouchée.

Une simple addition d'eau, dit M. Raspail, suffit pour diminuer la force de l'eau sédative moyenne. Pour les enfants, on doit ainsi l'affaiblir.

660. — La pharmacie de la mère de famille se composera de médicaments et de préparations officinales, c'est-à-dire, de préparations qui peuvent être faites à l'avance et de médicaments qui se conservent, afin que l'on se trouve instantanément pourvu de ceux que l'on ne pourrait immédiatement se procurer par l'entremise du pharmacien, comme dans les voyages en mer, dans les campagnes éloignées, lors des attaques subites par la maladie, au milieu de la nuit, etc.

Notre liste ne comprendra que les médicaments nécessaires pour fournir les moyens de traitement indiqués dans ce livre.

Une *boîte* contenant les médicaments sera nécessaire pour qu'on ne voie pas errer çà et là ceux qui sont dangereux.

Cette boîte, composant la petite pharmacie d'urgence pour les familles, devra contenir les différents objets et médicaments désignés dans la liste suivante, dont chaque classe se compose d'une série de médicaments parmi lesquels on choisira, pour s'approvisionner, ceux pour lesquels les enfants témoigneront le moins de répugnance.

LISTE

DES MÉDICAMENTS INDIQUÉS DANS CET OUVRAGE.

---

661. ANTISPASMODIQUES : — Valériane — Thé — Tilleul — Feuilles d'oranger — Musc — Camphre — Assa-fœtida — Éther — Sirop d'éther — Eau de fleurs d'oranger — Sirop de digitale de Labélonie.

662. — ANTIVOMITIFS : — Eau de Vichy — de Seltz — de Centrexeville.

663. — ASTRINGENTS. Feuilles de ronces — Roses de Provins — Riz — Écorces de chêne — Noix de galle — Racine de grande Consoude — Cachou pulvérisé — concassé — Sangdragon pulvérisé — Alun — Extrait de ratanhia — Conserves de roses rouges — Sirop de mûres — de Cachou — de Vinaigre — de Citron — de Limon — de Coings — de grande Consoude — de Ratanhia — de Limon — d'Orange — de Berberis — Tartareux — Jus de Grenade — de Citron — Miel rosat — Eau de Cologne — Eau hémostatique de Bocchiéri — de Trablitz — Extrait de Saturne (pour composer l'eau blanche) — Chaux (pour composer l'eau de chaux) — Chlorure de chaux liquide — Eau de Rabel — Acide tannique — sulfurique — hydrochlorique.

664. — CALMANTS. — Mauve — Guimauve — Violette — Réglisse — Son — Graine de lin — Riz mondé — Orge perlé — Gruau — Gomme arabique — Miel — Amidon — Décoction blanche de Sydenham (ne pas confondre avec eau blanche ou extrait de Saturne) — Sirop de sucre — de Gomme — de Violette — de Guimauve — d'Orgeat — de Groseilles — de Cerises — de Framboises — d'Oranges — d'Épinevinette.

665. CAUSTIQUES. — Beurre d'Antimoine.

666. — DÉRIVATIFS. — Vésicatoires — Ventouses Junod — Sangsues — Huile de croton-tiglium — Pommade d'Antenrieth.

667. DIURÉTIQUES : Chiendent — Sel de nitre.

668. — FONDANTS. — Onguent napolitain — Savon médicinal — Pulpe de Brione.

669. — NARCOTIQUES. — Têtes de pavots (on doit jeter les graines) — Sirop de pavot blanc — Sirop diacode — Eau distillée de laitue — Laudanum de Sydenham — Teinture de digitale — Extrait d'opium — Diascordium — Emplâtre de thériaque — Baume tranquille.

670. — PURGATIFS. — Jus de pruneaux — Manne en larmes — Rhubarbe — Calomelas — Emétique — Aloès — Poussière d'aloès — Crême de tartre (ne pas confondre avec tartre stibié ou émétique) — Sulfate de soude — de magnésie — Magnésie décarbonatée — Chocolat à la magnésie et à la mannite, de Colmet-d'Aage. — Sirop de chicorée — de fleurs de pêcher — Huile d'olives — d'amandes douces — de Ricin.

671. — STIMULANTS. — Thym — Romarin — Lavande — Serpolet — Hysope — Sauge — Anis — Mélisse — Écorce d'oranges — Eau de fleurs d'oranger — Eau vulnéraire — Eau de mélisse — Sirop de Tolu — Teinture de benjoin — Teinture de noix vomique — Baume Opodeldoch — Baume du commandeur — Huile volatile de thérébentine — Huile essentielle de romarin — Huile de lys — Huile de camomille camphrée — Essence de gérofle — Acétate d'ammoniaque — Alcali volatil — Liqueur de Labarraque.

672. — SUDORIFIQUES. — Bourrache — Sureau — Douce-amère — Salsepareille — Ammoniaque (alcali volatil) — Oxymel scillitique.

673. — TONIQUES. — Bois de quinquina — Écorce de quinquina — Poudre de quinquina — Fleurs de camomille — Anis étoilé — Patience — Chicorée sauvage — Grande gentiane — Petite centaurée — Houblon — Fumeterre — Poudre de rhubarbe — Extrait mou de quinquina — Sulfate de quinine — Poudre de fer porphyrisée — Chocolat ferrugineux de Colmet-d'Aage — Hydrate de peroxide de fer— Sirop d'écorce d'oranges — Sirop de chalibé — Teinture de canelle — Vins : Malaga, Xérès, Alicante, Madère, Bordeaux, Lunel, Frontignan. —Eaux minérales de Spa, de Forges, etc.

674. — VERMIFUGES. —Mousse de Corse—Fougère mâle — Poudre de racine de fougère — Ecorces fraîches de racine de grenadier du midi de la France — Gelée de mousse de Corse — Huile d'absinthe — Huile de tanaisie — Teinture éthérée de bourgeons de fougère.

675. — VOMITIFS. — Polygala — Poudre d'ipécacuanha — Sirop d'ipécacuanha — Sulfate de cuivre.

676. — OBJETS DIVERS.—Amadou—Cire molle—Diachylum — Taffetas gommé — Pinceaux de charpie (651) — Seringue. Au lieu d'une vieille seringue, ayez un clisoir ou une seringue à double courant et d'un jeu facile. Cette substitution est surtout désirable, quand il s'agit de donner des lavements aux enfants.

677. Désignation des poids et mesures usités dans ce livre.

Poids nouveaux.		Poids anciens.
1000	gramm. ou 1 kilogr. équivalent à	2 livres ou 1 litre.
500	id	1 livre ou 1 chopine.
250	id........................	1/2 livre ou 1/2 setier.
150	id........................	5 onces ou 1 verre.
125	id........................	4 onces.
30	id........................	1 once.
18	id........................	1 cuillerée à bouche.
15	id........................	1/2 once.
4	id........................	1 cuillerée à café.

En général, 5 centigrammes équivalent à 1 goutte, mais cela

varie selon le liquide, comme on le verra par le tableau suivant :

35	centigrammes	d'éther sulfurique équivalent à	20 gouttes.
45	id.	d'alcoolat de mélisse	id.
55	id.	d'huile d'amandes douces	id.
60	id.	acide acétique	id.
70	id.	eau de Rabel	id.
75	id.	laudanum de Sydenham	id.
1	gramme	d'acide sulfurique	id.

AGENTS THÉRAPEUTIQUES ET FORMULES.

678. — Antispasmodiques, calmants, sédatifs. (Médicaments.) Leur action stimulante tend à faire cesser le trouble des fonctions du système des nerfs et à calmer les contractions désordonnées des muscles. Parmi les antispasmodiques, nous n'avons eu à mentionner dans ce livre que les préparations suivantes :

679. — BAIN ANTISPASMODIQUE, composé avec infusion de 4 grammes de valériane.

680. — FRICTIONS éthérées au moyen d'un mélange fait à parties égales d'éther sulfurique et d'alcool à 33°. On en prend de 3 à 6 grammes pour chaque friction. Application de l'éther sur le front, sous les narines.

681. — FRICTIONS avec huile camphrée (683). On en imbibe un morceau de flanelle.

682. — FRICTIONS avec huile de camomille camphrée (693). On en imbibe un morceau de flanelle, et l'on fait une friction toutes les deux ou trois minutes. Ces frictions sont surtout employées contre les affections venteuses.

683. — Voici la formule de l'huile camphrée de M. Raspail : Huile d'olive, ou d'amandes douces, ou toute autre, 250 gram.— Camphre en poudre, 30 gram. Agitez le mélange tous les quarts d'heure.

684. — Frictions ou Fomentations avec : huile d'amandes douces, 32 gram.—Camphre, 4 à 8 gram.

685. — Frictions avec pommade camphrée. M. Raspail prescrit de s'en servir en frictions, dans les cas de fièvre, sur le dos, la poitrine, le ventre où l'on aura préalablement fait des lotions avec de l'eau sédative (688). On la remplace par l'eau-de-vie camphrée dans les cas d'atonie, faiblesse ; on fait ces frictions avec la main, trois fois par jour, pendant vingt minutes.

686.—Formule et préparation de la pommade camphrée :

Axonge ou saindoux (graisse de porc) 100 gram. — Camphre en poudre, 30 gram.

On préparera cette pommade instantanément, en faisant fondre le saindoux au bain-marie, et en y versant 60 grammes d'alcool camphré (658) ; on se mettra sur ses gardes contre la facilité avec laquelle l'alcool prend feu. On laissera la pommade dans le bain-marie dix minutes au moins, pour donner à l'alcool le temps de s'évaporer ; ensuite on décantera.

687. — Lotions avec eau-de-vie camphrée. V. Manière de la préparer (657). Pour s'en servir en compresses, on en verse une quantité suffisante dans une assiette, et l'on en imbibe un linge plié en quatre. M. Raspail conseille avec raison de recouvrir la compresse avec un mouchoir de mousseline fortement *empesé*, dont on mouille les bords pour qu'ils adhèrent aux chairs, tout autour de la compresse. L'alcool se trouve ainsi emprisonné sous l'enveloppe de ce *surtout*.

688. — Lotions avec eau sédative. V. Manière de la préparer (659).

Quand il n'a pas suffi de l'employer en lotion, c'est-à-dire étendue sans frottement sur la partie malade, on l'applique en compresses comme l'eau-de-vie camphrée (687). On doit suspendre dès que la partie rougit ou que le malade accuse un sentiment de brûlure. On ne la prescrit qu'à l'extérieur et quand il n'y a pas de plaie.

689. — M. Raspail donne une explication théorique de l'action de l'eau sédative sur l'économie animale.

Cette théorie est la seule que nous donnons dans ce livre, uniquement à cause de sa valeur propre et des fausses conséquences que son auteur en a tirées contre les autres médications. Le sang circule dans des tuyaux qui sont les artères et les veines. Le sang contient de l'albumine qui est la même substance que la portion soluble du blanc d'œuf. Cette albumine est tenue en dissolution par une menstrue qui se compose d'eau, de sel ammoniac ou hydrochlorate d'ammoniaque, de sel de cuisine ou chlorure de sodium, etc.

Un acide, une huile essentielle, de l'alcool (eau-de-vie rectifiée) introduits dans les canaux qui charrient le sang, coagulent l'albumine comme la chaleur coagule le blanc d'œuf. La chaleur excessive produit le même effet par la soustraction des parties aqueuses du sang.

L'albumine coagulée, épaissie dans un vaisseau circulatoire, y forme un obstacle à la libre circulation. On peut, dès-lors, supposer cet obstacle à tous les degrés possibles, depuis la résistance la plus faible jusqu'à l'obstruction complète ou insurmontable. Alors le sang stagne, il est privé des modifications réparatrices qu'il va demander à l'air dans les vaisseaux du poumon quand il circule. Le sang ne circulant plus, se décompose, de la chaleur se dégage de ce foyer de décomposition. En même temps que le sang se décompose, il se décolore et forme du pus. De là, inflammation soit de poitrine, soit d'estomac, soit d'intestin, fièvre cérébrale, etc., selon le siége du foyer.

Il est évident, dit M. Raspail, que toute la médication doit avoir pour but de redissoudre ce qu'une cause quelconque a coagulé.

Nous admettons que la médication peut avoir ce but dans certains cas, et qu'elle ne *doit* pas avoir ce but toujours, par la raison que la cause de l'inflammation ici mentionnée par M. Raspail n'est pas la seule cause de l'inflammation. Ce qui est évident pour nous, c'est que la théorie de M. Raspail est trop étroite et n'embrasse pas tous les faits. Quoi qu'il en soit, nous adoptons sa médication, mais non pas seule, mais non pas, comme il le veut, à l'exclusion des bains dont l'action bienfaisante, dans un grand nombre de cas, semble n'être ignorée que de M. Raspail; à l'exclusion de la diète que nous voulons toujours modérée, surtout chez les enfants, afin que le malade ne soit *tué* ni par l'excès ni par la faim; à l'exception des sangsues qui contribuent à dégager les vaisseaux obstrués, quoi qu'en dise M. Raspail. V. ce que nous disons des bains (750), de la diète (792), des sangsues (856).

L'eau sédative, appliquée sur la peau, transmet par absorption aux vaisseaux superficiels de l'ammoniaque et du sel marin, ces deux dissolvants énergiques de la coagulation sanguine. Alors, les obstacles albumineux sont attaqués sur tous les points, et l'effet désiré a lieu quelquefois au bout de quatre ou cinq minutes.

690. — CATAPLASMES. — Cataplasme camphré : Faites un cataplasme émollient, et versez dessus quelques grammes d'alcool camphré et un verre à liqueur d'eau sédative. Mêlez le tout avec une cuiller.

691. — LAVEMENTS. Lavement camphré : Lavement fait avec de la graine de lin; — 5 à 25 centigr. de camphre délayés dans un jaune d'œuf.

692. — LAVEMENT : Huile d'amandes douces 32 gram., — camphre 1 à 4 gram.

693. — LAVEMENT DE MUSC : 6 décigr. à 1 gram.

694. — ETHER SULFURIQUE, 10 à 30 gouttes dans une potion; — sirop d'éther, 10 à 25 gram.; — eau de fleurs d'oranger, 15 à 60 gram.

695. — POTION ANTISPASMODIQUE ÉTHÉRÉE :

Eau sucrée, et mieux, infusion de tilleul, 60 gram.; — eau de fleurs d'oranger, 8 gram.; — éther sulfurique, 25 à 30 gouttes

696. — JULEP CAMPHRÉ : 5 à 25 centigr. de camphre, selon l'âge de l'enfant, dans un julep.

697. — Un mot sur le camphre donné à l'intérieur. Ce médicament était connu avant que M. Raspail ait imaginé d'en faire une panacée. Les médecins l'administraient, ainsi qu'ils le font encore, dans une foule de circonstances contre les spasmes, contre les affections miasmatiques, contre les vers, contre les maladies nerveuses, contre les maladies des voies urinaires, accompagnées de grandes douleurs en urinant et d'écoulement de sang avec les urines ; contre certaines maladies aiguës et chroniques de la peau ; contre les états adynamiques (prostration des forces) ; contre les maladies putrides, ataxiques ou malignes ; contre les engorgements des glandes, les tumeurs froides, les contusions, les entorses, les engelures, les brûlures ; contre certaines maladies des yeux ; contre les plaies et ulcères de mauvaise nature, scorbutique dartreuse ; contre les gangrènes spontanées, la pourriture d'hôpital ; en friction ou en fumigation contre les douleurs rhumatismales. M. Raspail n'a donc inventé que ce qui était trouvé ; mais ce qu'il n'a pas vu, ou ce qu'il n'a pas cru, c'est que l'abus de ce médicament antiaphrodisiaque finirait, si le temps ne faisait justice de cette dangereuse médication, par tarir au seuil de la vie, chez les enfants, en atrophiant les glandes séminales, les sources de la procréation... Le camphre tarit la source du lait chez les nourrices. Les femmes qui nourrissent doivent donc éviter avec soin l'usage exagéré de ce médicament.

698. — POTION antispasmodique au musc contre les CONVULSIONS : — Musc, 25 à 50 centigr. ; — un jaune d'œuf ; — potion gommeuse, 95 gram. ; — sirop de sucre, 15 gram. — à prendre en 24 heures.

699. — TISANE antiopasmodique : Thé suisse et tilleul, ou feuilles d'oranger, de l'un ou de l'autre, 2 à 8 gram. en infusion.

700. — BOISSON antispasmodique : Eau de fleurs d'oranger de 2 à 20 gram. dans un à deux verres d'eau.

Préparations antispasmodiques mélangées :

701 — JULEP antispasmodique contre l'éclampsie des enfants : A un julep gommeux, ajoutez quelques gouttes d'éther, de teinture de musc, ou extrait de valériane, ou extrait de jusquiame mêlé à du sucre ou à du miel, à la dose de 10 à 25 centigr. — à prendre dans les 24 heures.

702. — MÉLANGE antispasmodique contre l'HYSTÉRIE : Teinture éthérée de valériane, 8 gram.; — laudanum de Sydenham, 30 gouttes. — On donne de 2 à 6 gouttes de ce mélange sur du sucre, suivant l'âge de l'enfant.

703. — MÉLANGE antispasmodique contre le Croup faux ou spasmodique : Carbonate d'ammoniaque, 15 centigr.; — soufre lavé, 1 décigr.; — tartre stibié, 1 centigr.; — musc, 5 centigr.; mêlez et incorporez dans du miel.

704. — MÉLANGE antispasmodique d'huile d'amandes douces camphrées, julep, 75 gram.; — huile d'amandes douces, 16 à 32 gram.; — camphre, 1 à 3 décigr.

705. — **Antivomitifs.** — *Boissons gazeuses :* Eau de Vichy, ou de Seltz, ou de Contrexeville, mêlée à du sirop de groseilles.

706. — POTION antiémétique de Rivière. On ne forme le mélange qu'au lit du malade et on l'administre au moment de l'effervescence, c'est-à-dire du dégagement de l'acide carbonique.

707. — **Astringents, rafraîchissants.** Leur action détermine le resserrement des tissus; elle est passagèrement tonique.

708. — FRICTIONS ASTRIGENTES avec le liniment oléo-calcaire : Eau de chaux, 400 gram.; — huile d'olives, 50 gram.

709. — FRICTIONS avec l'eau de Cologne.

710. — LOTIONS ASTRINGENTES avec : eau, 250 gram.; — alun 4 gram. — avec l'eau blanche, qu'il ne faut pas confondre avec la décoction blanche. On imbibe des compresses du liquide composé de 1 à 2 gram. d'extrait de Saturne et de 192 gram. d'eau.

711. — POUDRE astringente hémostatique : Cachou pulvérisé, sang-dragon pulvérisé, parties égales. La dose sera de 4 à 6 gram.

712. — LAVEMENT fait avec solution légère d'alun, 1 à 2 gram.

713. — COLLUTOIRE astringent ordinaire. Miel rosat pur, ou décoction d'orge perlé, 16 à 32 gram. ; — eau, 1 livre ; — miel rosat, 30 gram. ; — ou, infusion de feuilles de ronces, 16 gram. ; eau, 1 livre ; — sirop de mou, 30 gram. ; — miel rosat, 30 gram.

714. — COLLUTOIRE astringent et stimulant. Chlorure de chaux liquide, 1 gram. ; eau distillée, 15 gram.

715. — COLLUTOIRE acidulé stimulant. Miel rosat, 30 gram. ; — acide hydrochlorique, 8 gram.

716. — GARGARISME ASTRINGENT AU MIEL ROSAT. Décoction d'orge, demi-livre ; — miel rosat, 30 gram.

717. — GARGARISME ALUMINÉ. (Pour les cas d'angine couenneuse.) Décoction d'orge, 200 gram. ; — alun, 2 gram. ; — miel rosat, 40 gram.

718. — GARGARISME ASTRINGENT détersif ou purifiant. Décoction d'orge, 1 livre ; — acide hydrochlorique, 8 gram. ; — miel rosat 30 gram.

719. — GARGARISME ALUMINÉ, ou solution aluminée pour INJECTION astringente, 2 à 8 gram. d'alun en solution dans 500 gram. d'eau.

720. — BOISSONS ASTRINGENTES ACIDULÉES. — On se procure instantanément une limonade rafraîchissante avec les sirops de cachou, de vinaigre (oxycrat), de citron, de limon, de mûres, de coings.

721 — LIMONADE TARTARIQUE. Sirop tartareux, 64 gram. ; — eau commune, 1 kilog., ou 2 liv.

722. — LIMONADE VINEUSE. Vin, 8 parties ; — eau 22 ; — sirop tartareux, 2.

723. — LIMONADE SULFURIQUE. Acide sulfurique, 2 gram. — sirop de Berberis, 64 gram. — eau, 2 kilog.

724. — BOISSONS en cas d'empoisonnement par une préparation de plomb : 5 gram. d'acide sulfurique pour 1 litre d'eau.

725. — Eau de Cologne. 2 à 30 gouttes à l'intérieur, dans de l'eau sucrée.

726. — Tisane de décoction de riz. Décoction de riz, 1 kilogram.; — sirop de grande consoude, 30 à 90 gram., ou extrait de ratanhia, 2 à 8 gram.

727. — Boisson aluminée. Alun, 4 gram.; — petit lait clarifié, 500 gram.; — sirop de coings, 64 gram.

728. — Tisane au cachou. Cachou concassé, 16 gram.; — faites infuser dans eau bouillante, 1 kilogram.

729. — Tisane de décoction d'écorce de chêne. Écorce de chêne, 64 gram.; — eau, 500 gram.

Elle s'emploie spécialement contre l'empoisonnement par l'émétique.

730. — Eau de chaux. A boire, 32 gram. étendus dans 500 gram. de lait.

731. — En cas d'empoisonnement par un acide, battre de la craie ou de la poudre tamisée de marbre blanc ou de pierre calcaire à bâtir, avec du lait.

Poudre calcaire ou de craie, 50 gram.; — lait, 1 litre. (Raspail.)

En faire boire au malade autant qu'il le peut.

732. — Solution aqueuse de tannin. Acide tannique, 15 centigrammes dissous dans 500 grammes d'eau.

733. — Eau de rabel, ou acide sulfurique alcoolisé. 10 à 30 gouttes dans 1,000 grammes d'eau.

734. — 1° Décoction de noix de galle. 4 à 8 grammes pour 1 kilogramme d'eau.

2° Noix de galle contre empoisonnement par émétique, 5 à 6 grammes pour 1 litre d'eau.

735. — Potion au ratanhia. Potion gommeuse, 75 gram.; — sirop de ratanhia, 30 gram.

736. — Potion aluminée. Potion gommeuse, 75 gram.; — alun, 3 à 6 décigrammes.

737. — Looch astrigent. Extrait de ratanhia, 2 gram.; —

huile d'amandes douces, 16 gram.; — gomme arabique, 12 gram.; — sirop de sucre, 60 gram.; — émulsion, 190 gram.

738. — ELECTUAIRE ASTRIGENT. Alun, 3 à 6 décigrammes dans 4 à 8 grammes de conserve de roses rouges.

739. — APOZÈME ASTRINGENT. Cachou, racine de grande consoude, de chaque, 2 à 8 grammes.

Faites bouillir dans une livre d'eau jusqu'à réduction d'un quart; passez, et ajoutez : sirop de coings, 64 grammes.

A prendre par petites tasses à café.

740. — ASTRINGENTS ANTIHÉMORRHAGIQUES. 1° Dans les Hémorrhagies en général, *l'eau hémostatique de Bocchieri* a été souvent employée avec de grands succès. Nous recommandons aussi celle de Trablitz;

2° Poudre astringente hémostatique (711).

741.— DÉCOCTION ANTIHÉMORRHAGIQUE. Extrait de ratanhia, 25 gram.; — eau de Rabel, 4 gram.

742. ELECTUAIRE ANTIHÉMORRHAGIQUE. Alun dans de la conserve de roses, 5 à 10 centigrammes d'heure en heure.

743. — ANTIHÉMORRHAGIQUES CONTRE LE CRACHEMENT DE SANG. Looch astingent : cachou ou sandragon, 2 à 4 gram.; — amidon, 4 grammes. Délayez dans du blanc d'œuf battu dans un peu d'eau, 16 gram.; — sirop de grande consoude, de gomme ou de Tolu, 16 gram.). A prendre par cuillerées à café.

744. — ANTIHÉMORRHAGIQUES CONTRE LE VOMISSEMENT DE SANG. Boissons légèrement astringentes : eau de riz (726), avec le sirop de limon, d'orange ou de grande consoude, avec jus de grenade ou de citron; on pourra prendre aussi dans 500 grammes de petit lait, 4 grammes d'alun.

745. — PANSEMENT ANTIHÉMORRAGIQUE CONTRE LES PIQURES DE SANGSUES. Boule de cire molle applatie, appliquée et maintenue, après avoir bien séché la piqûre.

746. — BOISSONS ACIDULES. V. Limonades (720 et suiv.).

747. — BOISSONS ASTRINGENTES. V. Limonades (720 et suiv.).

748.— Calmants, émollients, sédatifs, rafraîchissants. On appelle ainsi, suivant les circonstances, les antispasmodiques, lorsqu'il y a irritation nerveuse; les pectoraux, lorsqu'il y a irritation de poitrine; les narcotiques, etc.; mais on appelle plus particulièrement calmants les agents qui débilitent.

749. — CATAPLASMES de farine de graine de lin.

750. — BAIN. La chaleur du bain sera convenable pour l'enfant si votre coude en supporte bien le dégré.

Il faut prendre beaucoup de précaution contre le froid en retirant l'enfant du bain. On doit le recevoir nu dans une couverture de laine où il se ressuiera.

Il est des moyens qui, plus que le mal, irritent certains enfants. Tels sont les bains. Dans le cas de convulsions menaçantes, l'appréhension est seule capable de les déterminer. Il faut y habituer l'enfant de bonne heure. Si l'enfant n'en a pas l'habitude, au moment du besoin, la mère ou la nourrice devra se mettre au bain elle-même pour y prendre l'enfant dans ses bras. L'enfant, de cette façon, ne sera point effrayé. A défaut de bains, faites transpirer l'enfant de manière qu'il soit comme dans un bain de vapeur.

751. — BAINS ÉMOLLIENTS. Herbes émollientes (mauves, guimauve, épinards, son), 500 gram.;—graine de lin, 100 gram. Faites bouillir dans 3 litres d'eau, passez la décoction à travers un linge, et ajoutez à l'eau du bain. V.(752).

752. — Les bains émollients se composent ordinairement avec du son (3 à 4 litres).

753. — BAIN SÉDATIF de M. Raspail. Après les deux ou trois premiers seaux d'eau, versez dans la baignoire d'enfant :

Ammoniaque saturé de camphre, 60 gram.; —sel de cuisine, 250 gram. Achevez de remplir la baignoire jusqu'à la hauteur voulue, et agitez vivement l'eau avec une ou deux grosses pelles rougies au feu.

L'ammoniaque saturé de camphre se prépare en versant un verre à liqueur d'alcool camphré dans les 60 grammes d'ammoniaque, et agitant le mélange dans un flacon; on plonge ensuite le flacon dans l'eau du bain, le goulot en bas, et on l'y lave complétement.

754. — LAVEMENTS ÉMOLLIENTS, ANTIDIARRHÉIQUES.

1° Eau, 250 gram.; — son, une poignée, ou racine de guimauve 60 gram. Faites bouillir;

2° Eau, 250 gram.; — amidon, 16 gram. Faites bouillir pendant cinq minutes;

3° Blancs d'œufs, de 1 à 5, délayés dans l'eau tiède.

755. — LAVEMENTS ÉMOLLIENTS PURGATIFS. Décoction de graine de lin, 500 gram.; — huile d'olive récente, 16 gram.

Autre lavement fait avec 2 cuillerées d'huile d'olive seule, ou avec 2 cuillerées d'huile de ricin.

756. — BEURRE DE CACAO, 4 à 8 grammes.

757. — COLLUTOIRE ÉMOLLIENT. Décoction de racine de guimauve miellée.

758. — BOISSON ÉMOLLIENTE AUX BLANCS D'ŒUFS. On les délaye dans l'eau froide, si la saison et les circonstances le permettent; sinon, dans de l'eau tiède, à un degré tel que la chaleur ne les coagule pas.

759. — En cas d'empoisonnement par le cuivre ou le mercure, 10 à 15 blancs d'œufs délayés dans 2 litres d'eau.

760. — DÉCOCTION BLANCHE DE SYDENHAM. Ne pas confondre avec eau blanche ou extrait de saturne. Se prend par quart de verre d'heure en heure. Il faut la remuer et la boire trouble. On la remplace par la tisanne de riz : Riz mondé, 16 grammes. Faites bouillir dans 3 chopines d'eau jusqu'à réduction d'un tiers; ajoutez vers la fin : écorces d'oranges, 32 gram.; passez après un quart d'heure d'infusion, et édulcorez avec sirop de coings.

761. — BOISSON GOMMEUSE. Gomme arabique, 8 à 32 grammes. Dissolution dans 1 livre d'eau.

762. — BOISSONS MUCILAGINEUSES ÉMOLLIENTES. Infusion de mauve, de violettes et de chaque, 8 gram.; — eau bouillante, 2 livres. V. (763).

763.—Orge perlé, 30 gram. —Faites bouillir pendant cinq minutes dans 2 livres d'eau; ensuite faites infuser réglisse effilé, 4 grammes. V. (764).

Cette tisane est rafraîchissante et un peu nourrissante.

764. — Gruau, 16 à 32 grammes en décoction prolongée dans 1 kilogramme d'eau.

765. — Décoction de graine de lin. Semence de lin, 8 gram.; — réglisse, 4 gram.; — eau bouillante, 2 livres.

La décoction de graine de lin est surtout utile pour les maladies des organes urinaires. On l'édulcore avec le sirop d'orgeat.

766. — Eau miellée, eau de gomme arabique.

767. — Sirops émollients. Sirop de gomme, sirop d'orgeat, sirop de sucre. On édulcore les tisanes avec ces sirops; on les édulcore aussi avec le miel et la réglisse.

768. — Bouillons émollients.

769.—Bouillon aux herbes. Prenez : eau, 1 litre;—oseille, une poignée; — cerfeuil, une poignée; — beurre, une grosse cuillerée; — sel de cuisine, une grosse pincée. Faites bouillir durant quatre à cinq minutes.

770. — Bouillon de veau. Maigre de veau ou poumon de veau, 120 grammes. — Eau, 2 livres.

Faites bouillir pendant deux heures, en ajoutant un navet et un peu de cerfeuil; puis laissez encore bouillir pendant une demi-heure, et passez.

771. — Limonades émollientes. Limonades au suc de citron, — limonades faites avec le suc récent des fruits acidules ou fruits rouges : cerises, groseilles, framboises, mûres, orange, épine-vinette, etc., ou avec le sirop fait avec ce suc pour les saisons où ces fruits manquent. Ces sirops servent à composer des tisanes ou espèces de limonades agréables et rafraîchissantes.

772.—Caustiques.

773. — Beurre d'antimoine caustique. Il est ordinairement liquide à cause de sa grande avidité pour l'eau. On l'introduit dans la partie que l'on veut cautériser, au moyen d'un petit pinceau de charpie.

774. — **Dérivatifs.** Ils ont pour but de déplacer et de détourner l'irritation.

775. — CHALEUR GÉNÉRALE. On éprouve souvent de la difficulté à tenir un enfant vif chaudement au lit. S'il y a urgence de le tenir ainsi, on doit l'envelopper dans une grande couverture.

776. — CHALEUR AUX PIEDS. On l'obtient au moyen d'une bouteille d'eau chaude enveloppée dans une serviette.

Autre moyen : Chaussons de flanelle sur la peau, et par-dessus chaussons de taffetas gommé. Ce moyen détermine la transpiration en même temps que la chaleur.

777. — BAIN DE PIEDS OU DE MAINS SINAPISÉ.

Farine de moutarde, 128 gram.; — Eau chaude, quantité suffisante.

On doit d'abord délayer la farine de moutarde dans l'eau froide, parce que l'eau au delà de 40 degrés s'oppose au développement du principe actif.

778. Autre bain de pieds composés avec :

Sel, quelques poignées. — *Cendres*, quelques poignées. — *Savon*, un quart de livre (125 grammes.)

779. — VINAIGRE AUX PIEDS. Imbiber de vinaigre des compresses et les appliquer sur le cou-de-pied et à la plante des pieds.

780. — CATAPLASMES CHAUDS. Les cataplasmes très-chauds chez les petits enfants remplacent les sinapismes.

781. — CATAPLASMES SINAPISÉS OU DEMI-SINAPISMES.

Cataplasme de lin, 120 gram.; — Saupoudrer ce cataplasme avec farine de moutarde, 2 gram.

782. — Autre : Sinapismes faits avec moitié farine de graine de lin et moitié farine de graine de moutarde délayées avec du vinaigre pour les enfants plus âgés.

783. — SINAPISMES PURS (ne doivent s'employer que rarement chez les enfants) :

Farine de moutarde, 120 grammes ; — Vinaigre, quantité suffisante.

784. — EAU SINAPISÉE pour fomentations rubéfiantes :

Farine de moutarde, 4 parties ; — Eau tiède, 16 parties.

785. — VENTOUSES SÈCHES. On introduit dans le fond d'un verre bien sec un petit morceau de papier enflammé et l'on applique le verre sur la partie où l'on veut opérer la dérivation. La peau se gonfle et entre dans le verre qui adhère à la peau. Lorsque celle-ci est bien rouge, on retire le verre en le faisant glisser sur la peau.

Si la ventouse a été appliquée sur une plaie vénéneuse pour en extraire le sang, et entraîner avec lui autant que possible le venin, on comprend que l'on doit ne retirer la ventouse que lorsqu'une certaine quantité de sang a été pompée par la ventouse. Si dans ce dernier cas, on avait sous la main une ventouse aspirante mécanique, on réussirait plus sûrement en s'en servant pour attirer le sang de la plaie.

786. — VENTOUSE JUNOD. Je dois exprimer ici le vœu qu'un jour, dans chaque famille, on trouve à côté du clyso-pompe la *grande ventouse de Junod*, dont les familles pourraient elles-mêmes faire l'application dans les cas de maladies foudroyantes, de *congestion cérébrale*, d'*asphyxie*, *croup*, etc.

Ce moyen remplacerait avantageusement la saignée dans beaucoup de cas. Le médecin la trouverait ainsi toujours sous sa main en cas de besoin. Elle serait applicable aux plaies vénéneuses pour en soutirer le venin.

787. — LIGATURE DES MEMBRES. On fait des bandelettes de diachylum que l'on tourne autour des membres (cuisses, jarrets, bras, avant-bras), en les serrant un peu, de manière qu'au bout de quelque temps la partie des jambes ou des bras qui se trouve au-dessous de la ligature rougisse par l'afflux du sang. Elles remplaceront au besoin les ventouses Junod.

788. — VÉSICATOIRES VOLANTS. Les vésicatoires volants doivent être appliqués peu de temps si on ne veut pas produire une vésication. Ce temps ne peut être limité d'une manière exacte, vu la plus ou moins grande activité des vésicatoires, comme aussi vu la plus ou moins grande susceptibilité de la peau. Mais comme il s'agit toujours de transporter de place en place les vésicatoires volants, on laissera les deux premiers deux ou trois minutes, et on les transportera ailleurs; et pour la suite, on se conduira d'après le temps que les premiers auront mis à rougir la peau.

L'emplâtre épispastique à vésicatoire peut être remplacé pour les cas d'urgence par l'eau bouillante, dont on imbibe une compresse de la dimension voulue, et qu'on applique sur la peau.

789. — VÉSICATOIRES A DEMEURE. Pour qu'ils agissent promptement, avant de les appliquer, on frottera la partie avec de l'ammoniaque. On doit avoir soin de camphrer les vésicatoires, surtout chez les enfants, à cause de leur action sur la vessie.

790. — LINIMENT DÉRIVATIF, IRRITANT.

Huile de croton tiglium, 10 à 20 gouttes; — Huile d'amandes douces, 4 gram. Pour une friction. — Ce liniment développe des pustules.

791. — POMMADE RÉVULSIVE STIBIÉE, OU ÉMÉTISÉE, ou d'AUTENRIETH.

Émétique, 2 parties; — axonge, 8 parties.

On fait une friction deux ou trois fois par jour, pour produire une éruption avec gros comme une noisette de cette pommade. Frictions plus rapprochées pour les maladies très-graves, comme l'ashme aigu de Millar.

792. — DIÈTE. La diète ne s'applique point aux enfants à la mamelle auxquels on doit continuer l'allaitement, diminuant toutefois la quantité du lait, lorsque la fièvre est ardente.

Par suite, les jeunes enfants de 2 à 3 et 4 ans ne doivent point être mis à la diète absolue. On doit, à moins d'une fièvre très-forte, leur donner, pour soutenir leur force, du lait, soit pur, soit coupé; passé cet âge, on fera bien de tenir l'enfant à la diète absolue, en attendant les conseils du médecin, pour ne pas s'exposer à augmenter le danger.

La diète prolongée est souvent mortelle pour les enfants qui, pendant le cours des maladies grandissent et se développent. C'est surtout lorsque déjà la constitution a été affaiblie par la saignée qu'il faut abréger la durée de la diète.

793. — Diurétiques.

794. — 1° CHIENDENT NITRÉ. Décoction de chiendent, 1 kil.; — Sel de nitre, 2 à 6 décigr.

2° GRAINE DE LIN NITRÉE. Graine de lin, 16 à 30 gram.;—faites infuser dans eau 1 kilogr., — sel de nitre 2 à 8 décigr.

795. — GRAINE DE LIN CAMPHRÉE. Infusion de graine de lin, 1 kilog.; — camphre, 1 à 3 décigr.

796.— SEL DE NITRE A HAUTE DOSE. Sel de nitre, de 6 décig. à 1 gram., avec conserves de roses, 4 à 8 gram.

797. — Fondants.

798.— FRICTIONS avec l'onguent napolitain, contre l'inflammation.

On en prendra en quantité suffisante pour étendre en couche épaisse comme deux ou trois feuilles de papier, à chaque friction. Les frictions peuvent se renouveler toutes les deux ou trois heures, en attendant l'arrivée du médecin, qui en augmentera la quantité s'il le juge à propos.

La dose ordinaire en friction est de 4 grammes.

799. — LOOCH SAVONNEUX FONDANT. Savon médicinal, 4 gr.; — Huile d'amandes douces, 32 gram.; — Sirop de limon, 16 gr. à prendre par cuillerées.

800.—Hémostatiques. V. Astringents, Antihémorrhagiques (740).

801.—Injections. Quelle que soit la maladie que vous reconnaissiez ou que vous soupçonniez chez votre enfant, dans une partie profonde (narine, oreilles, bouche, yeux, vulve) ou même à la surface du corps, s'il y a plaie, lavez les parties malades à grandes eaux, fraîches ou chaudes, selon la saison ou selon la délicatesse et la sensibilité des parties. Si le mal est dans des parties profondes, lancez-y l'eau avec une seringue armée d'une canule dont l'extrémité soit faite en arrosoir. (V. 648).

802. — **Narcotiques, calmants.** Ils ont pour but de calmer la douleur, surtout en procurant le repos par le sommeil.

803. — EMPLATRE DE THÉRIAQUE.

804. — EAU DE PAVOT. Se prépare en faisant bouillir une partie de tête de pavot, privée de ses graines, pour faire des cataplasmes, des compresses ou des lavements. (Un cinquième de la tête de pavot pour un enfant jusqu'à 3 mois ; un quart vers l'âge de 2 ans ; moitié à partir de l'âge de 7 ans).

805. — FRICTIONS LAUDANISÉES. On imbibe de laudanum une compresse que l'on applique sur la partie désignée.

806. — LAVEMENT LAUDANISÉ : Eau, 250 gram. — Laudanum, de 2 à 6 gouttes, depuis la naissance, jusqu'à 10 ou 12 gouttes pour un âge plus avancé.

807. — GOUTTES CALMANTES pour la douleur de dents. Prenez baume du commandeur, 20 gouttes; laudanum de Rousseau, 12 gouttes; essence de gérofle et essence de citron, de chaque, cinq gouttes. Mêlez.

808. — BOISSON LAUDANISÉE. On peut se guider, pour le nombre de gouttes, pour un demi-verre d'eau, sur le nombre d'années que compte l'enfant.

809. — LAUDANUM DE SYDENHAM. Dans le cas d'empoisonnement avec vomissements violents, etc., se donne à la dose de 3 ou 4 gouttes dans une cuillerée d'eau sucrée.

810. — JULEP DIACODÉ. Eau distillée de laitue, 96 grammes. — Sirop diacode, 8 gram. — Eau de fleurs d'orange, 16 gram. Mêlez. A prendre par cuillerée, tous les quarts d'heure.

811. — JULEP GOMMEUX LAUDANISÉ. Julep gommeux, 120 gram. — Laudanum, 4 à 10 gouttes. Une cuillerée à bouche toutes les demi-heures.

812. — POTION CALMANTE NARCOTIQUE (contre les coliques). Eau distillée de laitue, 60 gram. — Sirop d'éther, 3 gram. — Laudanum de Sydenham, 4 gouttes.

813. — JULEP OPIACÉ, opium à haute dose : 5, 10, 15 centigrammes d'extrait dans un julep.

814. — PRÉPARATION NARCOTIQUE ANTIDIARRHÉIQUE : Eau de riz, ou décoction blanche de Sydenham, dans lesquelles on fera entrer demi-gramme ou un ou deux grammes de *diascordium*.

815. — **Opiacés.** V. Narcotiques (802).

816. — **Pectoraux.**

817. — TISANE PECTORALE. Eau, 640 gram. — Violette, 2 pincées. — Sirop de Tolu, 30 gram. — Sirop de gomme ou sirop de violette, dans une infusion de mauve. V. Calmants (762).

818. — AUTRE TISANE PECTORALE. Dattes, jujubes, raisins de Corinthe, de chaque 32 gram. Faites bouillir pendant une demi-heure dans 2 livres d'eau ; passez, et ajoutez 20 gram. de sirop de gomme.

819. — AUTRE TISANE PECTORALE. Hysope, de 4 à 12 gram. ou polygala, de 5 à 30 gram. pour 500 gram. d'eau, faites bouillir ; édulcorez avec 2 gram. de sirop de Tolu.

820. — SIROPS PECTORAUX.

821. — Sirop de gomme, ou gomme arabique, fondue et sucrée pour édulcorer les tisanes.

822. — Sirop de Tolu, même usage.

823. — Sirop de Desessart (Sirop d'ipécacuanha, composé du Codex) ; une à trois cuillerées à bouche par jour.

Ce sirop se donne pour combattre la coqueluche ; on lui préfère généralement le suivant :

824. — Sirop de Boullay. Se donne à la dose d'une demi-cuillerée à café, matin et soir, pour les enfants d'un an et au-dessous ; d'une cuillerée à café, matin et soir, d'un à 2 ans ; d'une cuillerée à bouche pour ceux au-dessus de cet âge.

825. — LOOCH BLANC PECTORAL. Une cuillerée toutes les demi-heures. On peut le rendre calmant en y ajoutant sirop diacode, de 5 à 15 gram., suivant l'âge de l'enfant.

826.—JULEP PECTORAL. Gomme adrag. en poudre, 5 décig.; — kermès minéral, 1 décigr., triturez ensemble ; ajoutez peu à peu : sirop de guimauve, 32 gram., — infusion d'hysope, 128 gram. A prendre par cuillerée.

827. — Purgatifs, laxatifs.

828. — LAVEMENTS PURGATIFS, composés avec une cuillerée de gros miel, ou avec une ou deux cuillerées de sel de cuisine, ou avec la décoction de graine de lin et deux cuillerées d'huile d'olives.

829. — LAVEMENT PURGATIF ACTIF : Eau, suffisante quantité. — Sulfate de soude (sel de Glauber), de 8 à 30 gram., ou sulfate de magnésie (sel d'Epsum), même dose.

830. — LAVEMENT ÉMOLLIENT LAXATIF (Raspail).

Faites bouillir un quart-d'heure dans :

Eau, 1 litre; — graine de lin, 30 gram. ; — roses de Provins, 10 gram.

A l'instant de retirer du feu, versez dans l'eau :

Huile camphrée, 10 grammes.

Si l'enfant est très-jeune, on diminuera proportionnellement le nombre de grammes indiqués.

831. — LAVEMENT PURGATIF (Raspail.)

Ajoutez au lavement ci-dessus, pendant l'ébullition :

Aloès, 15 centigrammes.

On diminuera la quantité d'aloès comme celle des autres parties.

832. — LAVEMENT SUPERPURGATIF. (Raspail.)

Mêlez au premier lavement :

Huile de ricin, 15 grammes.

Diminuez la quantité en proportion des autres parties composant le lavement.

833. — BOISSONS PURGATIVES, LAXATIVES

834. — Petit lait. — Prenez : lait de vache, 2 litres ; — faites bouillir, et versez dessus une cuillerée à café de vinaigre ; — passez.

835. — Bouillon aux herbes (760).

836. — Bouillon de veau (770).

837. — Eau miellée.

838. — Jus de pruneaux.

839. — SIROPS PURGATIFS :

840. — Sirop de chicorée, de 15 à 32 grammes délayés dans 60 grammes d'eau gommée, aux enfants nouveau-nés, par cuillerées, tous les quarts-d'heure, jusqu'à évacuation du méconium.

841. — Ou Sirop de fleurs de pêcher, même dose.

842. — Manne en larmes :

25 à 30 grammes dans du lait.

Elle ne doit pas être donnée, si l'on croit que l'enfant a des vers.

843. — Magnésie décarbonatée, calcinée :

Depuis une pincée, le matin à jeun, dans de l'eau sucrée, jusqu'à deux ou trois pincées, dans la journée, selon l'âge de l'enfant.

Pour la nourrice, depuis 1 jusqu'à 3 ou 4 cuillerées à café par jour.

Dans les cas d'empoisonnement par un acide, de 4 à 16 gram. délayés dans deux ou trois verres d'eau sucrée, dans l'espace de quelques minutes.

843 (*bis*). — CHOCOLAT PURGATIF à la magnésie et à la mannite de Colmet d'Aage ; est léger et agréable au goût.

844. — POUDRE DE RHUBARBE :

1 à 2 grammes. Se donne de préférence aux enfants délicats et faibles comme purgatif tonique.

845. — POUDRE DE CALOMELAS :

De 2 à 6 décigrammes. — On donne à l'enfant 5 centigram. toutes les 5 minutes, dans une cuillerée d'eau sucrée ou dans un peu de confitures.

Le calomel n'ayant aucun goût, est celui des purgatifs que l'on administre le plus facilement aux enfants. On le donne de préférence lorsque l'enfant est menacé de fausses membranes comme dans le croup, etc., ou lorsque l'on soupçonne l'existence de vers dans l'intestin.

Dans les cas de croup ou d'affection cérébrale, on donne 3 centigrammes, d'heure en heure.

846. — HUILE D'AMANDES DOUCES.

15 à 30 grammes dans un looch.

847. — HUILE DE RICIN.

Potion :

Huile de ricin tirée à froid, 25 gram.; — mucilage de gomme arabique, 25 gram.; — Eau de menthe, 20 gram.; — huile de citron, 1 goutte. — A prendre en deux ou trois fois.

848. — PRÉPARATION INSTANTANÉE avec huile de ricin.

4 à 8 grammes d'huile de ricin dans une tasse d'infusion chaude de fleurs de tilleul ou dans un bouillon dégraissé.

849. — SELS PURGATIFS. Sulfate de magnésie ou sulfate de soude : 15 à 30 gram. dissous dans une potion.

Ces sels sont purgatifs, salins ; leur goût désagréable les rend difficiles à administrer aux enfants. On peut les remplacer par un purgatif qui est d'un goût moins désagréable, c'est le suivant :

850. — TARTRATE acide de potasse (crême de tartre). Soyez en garde contre une erreur qui a été commise en confondant cette crême de tartre avec le tartre stibié, qui est l'émétique. La dose est de 20 à 30 grammes.

851. — ÉMÉTIQUE. S'emploie comme purgatif, de 2 à 6 centigrammes dissous dans un litre de bouillon aux herbes.

852. — ALOÈS. M. Raspail propose de donner aux enfants la poussière fine d'aloès passée à travers le crible. « On place, dit-il, l'équivalent de poudre (c'est-à-dire 25 centigr., même dose que pour les adultes) dans de la confiture aux groseilles ou dans une confiture en gelée; ou bien, on en remplit une pellicule de raisin ou de groseille qu'on leur fait avaler comme une pilule. Cependant, ajoute M. Raspail, je vois beaucoup d'enfants prendre l'aloès à la manière des grandes personnes. »

Ne dirait-on pas que l'on a fait tout exprès pour M. Raspail des enfants avec un palais insensible à l'amertume de cette substance dont il dit lui-même que l'on a hâte de se débarrasser? L'aloès est d'ailleurs un médicament dangereux, et M. Raspail augmente encore les chances du danger en ne prévenant pas ses lecteurs que l'aloès, médicament énergique dont l'action se porte spécialement sur la dernière partie de l'intestin où il détermine un afflux de sang, ne doit pas être administré dans les cas d'irritation ou d'inflammation intestinale. Le conseil de M. Raspail ne devra être suivi, en ce qui concerne les enfants, que dans les cas de congestion cérébrale, surtout si l'on soupçonne la présence des Vers dans l'intestin. J'ai eu la douleur de voir un père, enthousiaste de la méthode Raspail, administrer à son enfant de l'aloès, lorsque malheureusement la maladie de l'enfant, inconnue au père, était une inflammation d'instestin. Un flux de sang abondant suivit l'action de l'aloès; une péritonite se déclara, et l'enfant mourut victime de la confiance aveugle de son père en une méthode trop absolue. Toutefois, on devra donner par exception, dans les cas où nous l'indiquons, l'aloès à la dose de 10 à 12 centigrammes.

853. — Rafraîchissants. V. Astringents V. Calmants.

854. — Révulsifs. V. Dérivatifs.

855. — Rubifiants. V. Dérivatifs.

856. — Sangsues. Les sangsues peuvent souvent être remplacées avantageusement chez les enfants par l'application des ventouses Junod (786), qui déplacent le sang sans en priver l'économie. Dans le cas où le sang se porte en trop grande quantité vers un organe, par la suractivité de la circulation, ce qui s'annonce par la fièvre, et lorsque l'on a reconnu l'organe où se fait la congestion, il faut aviser à soustraire du sang de la partie congestionnée, au moyen des sangsues.

Quel doit être le lieu d'élection pour l'application des sangsues ?

Celles-ci doivent être appliquées, non sur la partie malade, mais dans une partie voisine et en général au-dessous de la partie malade. Si c'est vers le cerveau que le sang se porte, on appliquera les sangsues au cou ; si c'est vers la poitrine, on les appliquera sur les côtés du dos ; si c'est vers les organes du ventre, on les appliquera à l'anus. Dans le doute, on devra les appliquer, dans tous les cas, à cette dernière partie ou aux chevilles internes ; c'est cette partie qu'il faut adopter dans les cas de convulsions.

Le meilleur moyen d'appliquer promptement et sûrement les sangsues, ce qui est important chez les enfants, c'est de les introduire dans une pomme creusée profondément, dont on appliquera l'ouverture sur la peau. C'est là le moyen reconnu le plus expéditif.

Le nombre des sangsues à appliquer varie suivant l'âge de l'enfant, suivant l'organe malade et suivant le degré de la congestion. Chez l'enfant à la mamelle jusqu'à 2 ans, de 1 à 4 sangsues ; à 2 ans jusqu'à 4, de 2 sangsues à 6 ; depuis 4 ans jusqu'à 7, de 3 à 7 sangsues ; depuis 7 ans jusqu'à 10, de 7 à 10 sangsues, en supposant l'enfant dans les conditions ordinaires d'une bonne constitution.

Lorsque c'est au cou qu'il faut appliquer les sangsues, il n'en faut poser qu'une, si l'enfant n'a pas plus d'un an ; trois ou quatre vers l'âge de six ou sept ans, et ainsi de suite.

Si c'est pour combattre le croup qu'on applique au cou les sangsues, on ira depuis quatre jusqu'à douze, suivant l'âge de l'enfant.

S'agit-il d'un érysipèle, les sangsues seront disposées en couronne sur la limite de l'inflammation, depuis deux jusqu'à douze, selon l'âge et la force de l'enfant, et suivant l'étendue du mal.

Il est des cas dans lesquels il vaut mieux appliquer les sangsues successivement et par intervalle de deux en deux jusqu'à dix ou douze, suivant l'âge de l'enfant, pour établir la continuité de l'écoulement du sang. Tels seraient certains cas de croup. Cette manière d'agir débilite moins rapidement l'enfant, et le médecin peut suspendre ou continuer cette débilitation. La saignée chez les enfants est un moyen dont il faut être sobre.

En même temps que l'on retire du sang, on doit, pour empêcher qu'il ne se porte avec violence vers la partie où il afflue, chercher à diminuer l'action du cœur et ralentir ainsi la circulation, en administrant un peu de sirop de digitale de Labélonie.

En recourant à l'effet de ce médicament, on pourra même souvent se dispenser d'appliquer les sangsues.

857. — Saignée du bras. Je commence par déclarer que je verrais avec satisfaction la saignée du bras remplacée chez les enfants par l'application des ventouses Junod qui détourneraient le cours du sang sans le faire sortir du corps.

Mais la saignée du bras étant quelquefois indispensable, en vue d'un danger de mort imminent, j'ai dû la mentionner dans ce petit livre pour les cas où, en présence de ce danger, se trouverait une personne qui fût en état de la pratiquer : telle serait une sage-femme, certaines religieuses hospitalières, un ancien élève en médecine, etc. Cependant, comme la saignée est difficile à pratiquer chez les enfants, nous conseillerons de s'abstenir à quiconque ne se sentirait pas la main assez sûre pour la pratiquer avec la délicatesse qu'exige la finesse de la peau, la superficialité de la veine et le voisinage de l'artère. Ce qui devrait rassurer en cas de nécessité, ce serait la pensée que le danger ne consiste pas à manquer la veine, mais à pousser trop loin le coup de lancette. Donc, la condition pour réussir, c'est de faire bien saillir la veine, et, une fois cela fait, d'avoir la main assez souple et ferme pour ne pas pousser l'incision trop loin.

J'ai dit que la saignée chez les enfants est un moyen dont il faut être sobre. Combien d'enfants d'une bonne constitution, mais un peu molle, lymphatique, deviennent scrofuleux, par suite de l'abus des sangsues auxquelles on a recours au moindre symptôme d'inflammation, comme si une inflammation simple offrait un danger qu'on ne pût conjurer que par la perte du sang; comme si une inflammation était essentiellement foudroyante; comme si, en prenant dans toutes les doctrines, même les plus nouvelles, s'appelassent-elles l'homœopathie, il n'y avait pas d'autre moyen de modifier l'état du sang que de le soustraire. Belle méthode, en vérité, que celle qui consiste à couper le nœud de la difficulté, quand il s'agit de le dénouer! Comme s'il n'y avait pas des remèdes spécifiques ayant une action directe sur l'organe malade, et pouvant enlever la maladie sans en créer d'autres, comme le font les saignées exagérées! Comme si nous n'avions pas là sous la main, pour combattre l'inflammation, la fièvre, cet *aconit* que les homœopathes ont appelé leur *lancette*.

N'exagérons rien toutefois, et ne reculons pas devant la nécessité d'opposer aux maladies rapides et foudroyantes la méthode des émissions sanguines.

858.—Stimulants. Les agents stimulants sont des médicaments à odeur forte, pénétrante et aromatique. Ils activent les différentes fonctions et particulièrement la circulation, ils augmentent la chaleur et exercent une action spéciale sur le système nerveux.

859. — BAINS AROMATIQUES.

Espèces aromatiques (thym, romarin, sauge, lavande, serpolet) 1/2 kilogr. — Faites bouillir pendant un quart-d'heure dans eau, quantité suffisante. On peut ajouter à la décoction : essence de savon, 60 gram.—Sel ammoniac, 30 gram. pour un bain de six voies d'eau.

860. — FUMIGATIONS AROMATIQUES.

On les fait en plaçant l'enfant tout entier, ou une partie seulement du corps de l'enfant, au-dessus de la vapeur humide produite par les plantes aromatiques (serpolet, romarin, thym, lavande, sauge) en ébullition dans l'eau, ou au-dessus de la vapeur sèche que l'on obtient en projetant ces substances sur une plaque métallique rougie au feu.

861. — FRICTIONS EXCITANTES contre la paralysie et les crampes.

Liniment :

Huile d'amandes douces, 64 gram. — Camphre, 4 gram. — Ammoniaque liquide, 6 gram. — Eau vulnéraire, 8 gram. — Huile essentielle de romarin, 12 gouttes. — Teinture de noix vomique, 5 gouttes.

Il faut observer l'effet produit par les frictions faites avec le liniment ci-dessus pour ne les pas multiplier au-delà du besoin.

862. — FRICTIONS avec liniment stimulant : eau-de-vie camphrée ou huile de camomille camphrée.

En imbiber une brosse de flanelle pour friction.

863. — FRICTIONS avec eau de mélisse.

864. — FRICTIONS avec liniment composé de : Cérat, 30 gr. — Teinture de benjoin, 15 à 50 gouttes.

865. — FRICTIONS avec huile volatile de térébenthine.

On enduit de ce liniment un morceau de flanelle.

866. — LAVEMENT stimulant simple :

Eau, 350 gram. — Sel de cuisine, 15 à 30 grammes, ou sulfate de soude, 8 à 25 gram.

867. — LAVEMENT d'huile volatile de térébenthine, 4 à 10 gram.

868. — COLLUTOIRE antiseptique ou antiputride stimulant :

Décoction de quinquina, 30 gram. — Liqueur de Labarraque, 8 gram.

869. — BOISSONS STIMULANTES : Eau de mélisse (de 2 à 30 gouttes dans un verre d'eau sucrée).

870.—INFUSION DE MÉLISSE (2 à 4 pincées pour 1 kilogram. d'eau).

871. — AMMONIAQUE LIQUIDE (5 à 15 gouttes dans un verre d'eau sucrée, contre l'ivresse).

872.— INFUSION D'ANIS. 30 gram., dans 1 kilog. d'eau.

873. — PUNCH STIMULANT TONIQUE DE L'HÔPITAL DES ENFANTS MALADES : Sirop de sucre, 30 gram.; — eau-de-vie, 60 gram.; — alcool de mélisse, 8 gram.; — potion gommeuse, 60 gram., se donne en 3 fois dans les 24 heures.

874. ÉMULSION D'HUILE ESSENTIELLE DE TÉRÉBENTHINE : Formule: Térébenthine de Chio lavée dans l'eau-de-vie, 6 gram.; — un jaune d'œuf. — Mêlez, et ajoutez peu à peu : eau de pariétaire, 375 gram., La dose est d'une once étendue dans un verre d'eau, trois ou quatre fois dans la journée.

875.—**Sudorifiques**. Ils ont pour but de rétablir la transpiration.

876. Il faut, pour faire transpirer l'enfant, le tenir chaudement au lit, et lui donner à boire une infusion de sureau, de mauve, de bourrache. Rappeler la sueur des pieds, en les enveloppant dans de la flanelle recouverte de taffetas gommé. V. Chaleur (775) et chaleur des pieds (776).

877. — TISANES SUDORIFIQUES. Fleurs de sureau, 8 gram.; — faites infuser dans 500 gram. d'eau bouillante (une livre), — feuilles de bourrache 8 gram.; faites bouillir dans 500 gram. d'eau.

Mêlez la tisane de bourrache à la tisane de sureau, et ajoutez : sirop de guimauve 30 gram. et sirop des cinq racines, 30 gram.

878. — AUTRE TISANE SUDORIFIQUE. Faites bouillir dans 1000 gram. d'eau : salsepareille, 30 à 60 gram.;—ou douce-amère 30 à 60 gram.

879. — SUDORIFIQUE STIMULANT. Ammoniaque (alcali volatil) 3 à 8 gouttes dans de l'eau sucrée, et mieux dans une potion gommeuse.

880.—**Toniques**. Ils augmentent le ton, la force des organes. Cette action est due surtout au principe amer de ces substances.

881. — FOMENTATIONS TONIQUES. Quinquina rouge, 30 gram.; faites bouillir dans— eau 1 kilog. (2 livres) on en lave les plaies et les ulcères toniques, l'œdème des paupières, la bouche dans le cas de pourpre hémorrhagique.

882. — CATAPLASMES TONIQUES. Cataplasmes de fleurs de camomille; on fait infuser ces fleurs dans de l'eau, et après les avoir épongées, on les applique sur le ventre.

883. — AUTRE CATAPLASME TONIQUE. Cataplasme de farine de graines de lin, 500 gram.; — poudre de quinquina, 128 gram.; incorporez le quinquina dans le cataplasme.

884. — LAVEMENT TONIQUE : Lavement nourrissant fait avec du bouillon.

885. — LAVEMENT TONIQUE FÉBRIFUGE au sulfate de quinine : Amidon, 2 gram. ; — eau, 60 gram. ; — sulfate de quinine, de 25 à 35 centigrammes.

886. — AUTRE LAVEMENT TONIQUE FÉBRIFUGE. Décoction de quinquina, 500 gram.; — camphre, 2 gram.; — dissolvez le camphre dans un jaune d'œuf.

887. — AUTRE Sulfate de quinine, 8 décigr. — laudanum de Rousseau, 4 gouttes ; — eau distillée de laitue, 128 gram., pour un quart de lavement.

888. — COLLUTOIRE TONIQUE STIMULANT ANTIPUTRIDE : Décoction de quinquina et liqueur de Labarraque, en parties égales.

889. — GARGARISME TONIQUE. Quinquina pulvérisé, 8 gram.; — miel rosat, 4 gram.; — acide muriatique, 4 gram.; — eau, 1 livre.

890. — AUTRE GARGARISME TONIQUE. Décoction de quinquina, 192 gram.; — sirop d'écorce d'oranges, 32 gram.; — muriate d'ammoniaque, 1 gram. 3 décigram.

891. — GARGARISME TONIQUE ANTIPUTRIDE. Infusion de quinquina, 120 gram.; — chlore liquide ou liqueur de Labarraque, 4 gram.; — miel rosat, 15 gram.

892. — LIMONADE TONIQUE faite avec sirop de chalibé ou de sulfate de fer.

893. — VINS TONIQUES, dits GÉNÉREUX.

Vins d'Espagne : le malaga, le xérès, l'alicante. Vin de Madère, etc.

Vins de France : le bordeaux, le lunel, le frontignan.

894. — VIN CHALIBÉ. 8 à 16 gram., trois fois par jour.

895. — EAUX MINÉRALES TONIQUES. Eaux de Spa, de Forges.

896. — TISANES TONIQUES (légèrement aromatiques).

897. — INFUSION d'anis étoilé, 2 à 6 grammes pour 1 livre d'eau.

898. — De fleurs de camomille, 1 gram. pour 1 kilogram. d'eau.

899. — Patience en décoction, 32 à 64 gram. dans 1 kilogram. d'eau.

900. — Chicorée sauvage, 64 à 96 gram., en décoction dans 1 kilogram. d'eau. Edulcorez avec sirop, 30 gram.

901. — Grande gentiane en décoction, 8 à 16 gram. pour 1 kilogram. d'eau.

902. — Petite centaurée, 32 à 96 gram. en décoction dans 1,000 gram. d'eau.

903. — Houblon en décoction ou en infusion, 32 à 64 gram. pour 1 kilogram. d'eau.

904. — Fumeterre, 32 à 64 gram. en infusion pour 1 livre d'eau.

905. — Quinquina : écorce de quinquina concassée, 32 gram. Faites bouillir à vaisseau clos pendant 5 minutes dans eau, 1 kilogram.

Ajoutez sur la fin : muriate d'ammoniaque, 1 gram. Passez avec expression, et ajoutez au besoin : sirop de quinquina, 16 gr.

906. — PUNCH TONIQUE STIMULANT DE L'HÔPITAL DES ENFANTS. V. Stimulants (873).

907. — SIROPS TONIQUES :

908. — SIROP DE GENTIANE, 30 à 60 gram.

909. — SIROP DE CHICORÉE (purgatif tonique), 30 gram.

dans 2 onces d'infusion de fleurs d'oranger, à prendre par cuillerées, pour les nouveau-nés constipés.

910. — SIROP DE QUINQUINA, 15 à 30 gram.

910 (*bis*). — SIROP DE RAIFORT COMPOSÉ (antiscorbutique) de Dorvault, 10 à 20 gram.

911. — SIROP DE SULFATE DE QUININE. Sulfate de quinine incorporé au sirop de quinquina, à la dose de 1 à 3 décigram.

912. — POUDRES TONIQUES.

913. — RHUBARBE en poudre, 3 à 6 centigram.

914. — POUDRE DE FER PORPHYRISÉE, 3 décigrammes à 2 grammes, dans une cuillerée de miel.

915. — POUDRE DE FER INCORPORÉE AU CHOCOLAT.

La meilleure de toutes les préparations de ce genre est le chocholat ferrugineux de *Colmet-d'Aage,* à laquelle, depuis longues années, les médecins accordent une préférence bien méritée par les soins minutieux que M. Colmet-d'Aage apporte à sa confection. On en voit partout des contrefaçons contre lesquelles il faut se mettre en garde.

916. — HYDRATE DE PÉROXYDE DE FER. De 8 à 30 gram. et plus au besoin, dans le cas d'empoisonnement par l'arsenic. On le suspend dans de l'eau sucrée, et mieux dans un liquide aromatique abondant (infusion de fleurs d'oranger) qu'on divise par verres, à prendre de cinq en cinq minutes.

917. — POUDRE TONIQUE STOMACHIQUE de quinquina, de rhubarbe, de chaque, 4 gram., à diviser en 12 paquets et à prendre un dans une cuillerée de soupe avant le repas.

918. — POTIONS TONIQUES. Quinquina concassé, 16 gram., —eau, 192 gram. Faites bouillir jusqu'à réduction à 128 gram.; ajoutez : teinture de canelle, 8 gram.; — acétate d'ammoniaque liquide, 32 gram.; — sirop d'écorce d'oranges, 32 gram., à prendre par cuillerées dans la journée.

919. — AUTRE POTION TONIQUE : Extrait mou de quinquina, 4 gram. ; potion gommeuse, 120 gram. ; à donner progressivement par cuillérées à bouche

920. — Vermifuges (anthelmintiques)

921. — LINIMENT VERMIFUGE. Avec ce liniment on fait des frictions sur le ventre : Huile de ricin, 32 gram.; — huile d'absinthe, 15 gram. ;—huile de tanaisie, 15 gram. ;—teinture éthérée de bourgeons de fougère 10 goutt.; mêlez. (Docteur Peschier.)

922. — LAVEMENT VERMIFUGE (Raspail). Faites bouillir, un quart d'heure, dans eau 1 litre ; — aloès, 15 centigr.; — tabac, 15 centigr.; — assa-fœtida, 15 centigr.; — huile camphrée 10 gram.

Ces doses sont celles que M. Raspail a indiquées. Nous conseillerons, pour les enfants, de faire, par prudence, un premier lavement avec moitié de ces doses, et un second *idem* en cas de besoin.

Pour obtenir plus sûrement l'expulsion des vers, il faut commencer par donner, pour les tuer, un des vermifuges spéciaux, et ensuite, pour les expulser, un vermifuge purgatif. C'est là une condition de succès à laquelle on ne songe pas assez.

Parmi les vermifuges que l'on doit donner avant les purgatifs, nous ne citerons ici que les suivants :

923.—Mousse de Corse ; — en poudre, 5 décigr. à 8 gram.; incorporées à du miel;— en infusion 4 à 8 gram.; — en gelée 4, 8, 16 gram. ;

924 — Fougère mâle : poudre 2 à 8 gram. En décoction, 16 à 32 gram. pour un kilog. d'eau ; édulcorez avec un sirop.

925 — Écorce fraîche de racines de grenadier : 64 gram. en décoction dans 1 kilog. d'eau.

Parmi les purgatifs vermifuges, nous signalerons en première ligne :

926. — LE CALOMEL (845).

927. — L'HUILE DE RICIN (847).

928. — POTION VERMIFUGE : mousse de Corse, 4 gram. — eau bouillante, 120 gram. ; — sirop de sucre, 30 gram.; à prendre par cuillerées.

929. — DÉCOCTION CONTRE LE TÉNIA. Faites une décoction d'écorce fraîche de la racine de grenadier, à la dose d'une demi-livre dans trois pintes d'eau ; réduisez à deux pintes, et faites boire à l'enfant.

930. — Vomitifs. Le moyen le plus prompt, dans les cas d'urgence, pour obtenir le vomissement, est de titiller la luette avec les barbes d'une plume.

Le vomitif le plus ordinaire pour les enfants est :

931—Le sirop d'ipécacuanha, auquel on ajoute, pour mieux déterminer son action, de 15 centigr. à 40 décigr. de la poudre d'ipécacuanha, suivant l'âge de l'enfant, pour une once du sirop. Se donne par cuillerées à café toutes les cinq minutes.

932. — Emétique. Comme vomitif, se donne à l'intérieur à la dose de 1 à 5 centigr., dissous dans un demi ou quart de verre d'eau distillée.

933. — Potion vomitive anticroupale : calomel, 4 gram. ; — poudre d'ipécacuanha, 20 gram. ; — sucre pulvérisé, 45 gr., divisés en paquets de 4 à 5 décigr., dont on donnera un toutes les demi-heures.

Le calomel a la propriété d'accroître la sécrétion muqueuse de l'arrière-gorge, et peut ainsi, soit prévenir la formation des fausses membranes, soit en provoquer le décollement.

934. — Autre potion vomitive anticroupale : infusion de polygala, 120 gram. ; — sirop d'ipécacuanha, 30 gram. ; — oxymel scillitique, 12 gram. — tartre stibié, 12 décigr. ; se donne par cuillerées à bouche, toutes les cinq minutes.

935. — Vomitif donné coup sur coup. Lorsqu'il s'agit d'exciter les vomissements répétés *coup sur coup*, on recommande l'émétique ; on a reconnu à ce sel d'antimoine la propriété de donner lieu à une angine et de provoquer une sécrétion plastique à la gorge ; on l'a remplacé par le sulfate de cuivre à la dose de 15 à 20 centigrammes.

FIN.

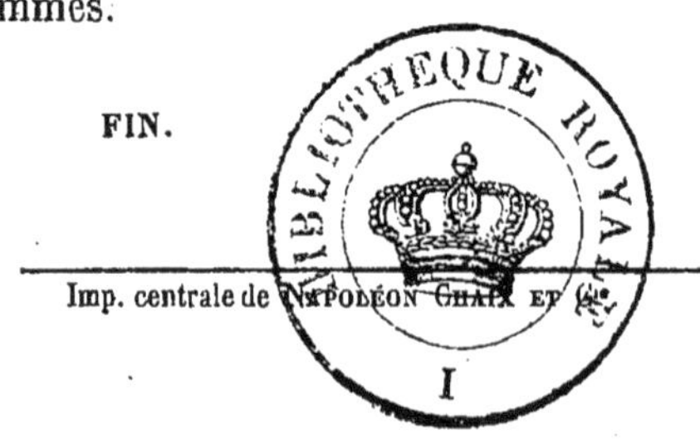

Imp. centrale de Napoléon Chaix et Cie.

TABLE ALPHABÉTIQUE

DES MÉDICAMENTS,

Indiquant, suivant l'ordre des numéros à la marge, les moyens de préparation et d'application des remèdes et leurs formules, pour les trouver plus facilement lorsqu'on en possède le nom.

A

B

*

L

Q

R

S

FIN DE LA TABLE ALPHABÉTIQUE.

Impr centrale des Chemins de fer, de NAPOLÉON CHAIX ET Cie.